JN216206

たっぷり食べてOK!

糖質オフのやせる作りおき

牧田善二 著　阪下千恵 料理

はじめに

　私がほかの医師と少し違うのは、糖尿病専門医として多くの患者さんを治療してきただけでなく、40年にわたり糖尿病の合併症の原因である糖化反応について研究してきたことです。

　その長年にわたる研究の知識に基づき、今から10年前の２００６年に、血糖値を上げ、さらに太る原因が、カロリーの過剰摂取ではなく、糖質の過剰摂取にあるということに気づき、科学的に説明した本を書きました。

　それまでは、太るのは高カロリーの食事のせいで、やせたいならカロリーを厳しく制限する必要あると信じられていました。糖尿病学会や肥満学会推薦の食事とは真逆です。しかし今や、糖質制限、糖質オフという言葉が巷にあふれ、ダイエットの主流になっています。

　２００８年に糖質オフの素晴らしい効果は医学的に証明され、２０１２年には、このダイエット法を６年間続けると、コレステロールや中性脂肪も低下し、長期間続けても安全であることが確認されました。

　さらにこのダイエットの魅力は、お肉や揚げものなどをガマンしないで食べられ、お酒も楽しめることで

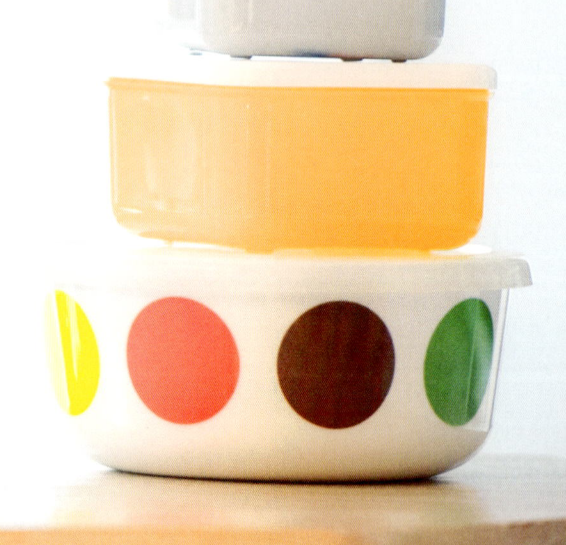

す。今まで厳しいカロリー制限に苦痛を感じていた人、何度もリバウンドを繰り返して挫折してきた人こそ、この本を信じてダイエットを実践してください。

特にダイエットで最も難しいのは、リバウンドさせないということです。本書では、健康的に無理なく確実にやせるために、１日の糖質量を60〜80gに設定しており、それに合わせた食べごたえのある、おいしい料理を掲載しています。また、長期のダイエットにも対応できるように、作りおきができるメニューになっております。時間があるときにまとめて作っておくと、食べたいときにすぐ食べられるので、忙しい現代人のライフスタイルにぴったりです。

本書の理論やレシピを参考にして、絶対にリバウンドしない健康で美しい体を目指していきましょう。そしてご自身をはじめ、ご家族の健康管理にも役立てていただけると幸いです。

ＡＧＥ牧田クリニック院長
牧田善二

Contents

2 はじめに

イントロダクション

8 **糖質オフダイエットなら たっぷり食べられます**

10 **太るメカニズムはこうだった！**

12 **糖質オフでやせるわけ**

13 **これだけでやせる！ 5つのルール**

14 **生活スタイル別！ 実践コース**

15 **やせる作りおきの献立**

16 **0（ゼロ）カロリー甘味料は使いません！**

調味料やお酒の糖質量にも要注意！

17 牧田善二先生がお答えします！

糖質オフダイエットのQ&A

18 **お肉の低糖質食材ベスト5**

魚介の低糖質食材ベスト5

19 **野菜・きのこ・果物の低糖質食材ベスト5**

卵・大豆製品の低糖質食材ベスト5

20 牧田善二先生のとっておきcolumn

糖質中毒はなぜ起こる？

Part.1 お肉のやせる作りおき

ボリュームたっぷりで大満足！

22 卵入り煮豚

24 豚肉のバターしょうゆ焼き

25 豚しゃぶのごまだれあえ

26 豚スペアリブのグリル

28 豚肉のジンジャーソースソテー

29 豚の角煮

30 鶏肉のから揚げ香味ねぎだれ

32 鶏肉の粒マスタードクリーム煮

33 タンドリーチキン

34 鶏肉の八幡巻き風

35 ゆで鶏

36 鶏肉とピーマンのカチャトーラ風

38 鶏肉の照り焼き風

39 手羽先と大根のさっぱり煮

40 鶏手羽元のポトフ

41 いり鶏風

42 牛肉の赤ワイン煮

44 野菜の牛肉巻き

45 牛肉とこんにゃくの塩煮

46 焼き肉の漬け込み風

47 肉豆腐

48 煮込みミニハンバーグ

50 ロールキャベツのクリーム煮

52 しそ入りつくね

53 中華風ミートボール

54 しいたけシュウマイ

Part.2 魚介のやせる作りおき

うまみたっぷりのおいしさに感動！

56 鮭とせん切り野菜の白ワイン蒸し

ゆで卵マヨソース添え

58 鮭とエリンギの南蛮漬け

59 焼きさばのレモン風味マリネ

60 かじきのみそマヨ焼き

61 かじきのココナッツカレー煮

62 ぶりの漬け焼き

63 ぶりとねぎの中華風炒め
64 あじの揚げびたし
65 たいのハーブ焼き
66 いわしのしょうが煮
67 さんまの梅煮
68 ほたてと焼き野菜のマリネ
70 えびマヨ風炒め
71 えびとマッシュルームのアヒージョ
72 シーフードマリネ
73 たことわかめの酢の物
73 ツナアボカドサラダ
74 海藻ツナサラダ

Part.3 野菜のやせる作りおき

どっさり山盛りで食べたい！

76 キャベツのコールスローサラダ
76 キャロットラペ
76 アスパラとしらたきの明太マヨサラダ
78 ミニトマトとモッツァレラチーズのカプレーゼマリネ
79 せん切り玉ねぎとスモークサーモンのマリネ
80 キャベツとチキンのマヨカレー風味サラダ
81 ヤムウンセン風サラダ
82 アスパラとスナップえんどうのパルメザンチーズサラダ
83 焼きパプリカとオリーブのマリネ
84 ミニトマトと香味野菜のマリネ
85 オクラとめかぶのとろとろ和風サラダ
86 ミックスきのこのマリネ
87 大根とスモークサーモンのミルフィーユ
88 キャベツの塩昆布漬け
88 ミニトマトとみょうがのピクルス
89 パプリカとセロリのピクルス
89 かぶときゅうりの塩麹漬け
90 ゴーヤと桜えびの塩昆布あえ
90 野菜ときのこの白あえ
90 小松菜と油揚げのごまあえ
92 カラフルナムル
93 白菜のおひたし
93 チンゲン菜の中華あえ
94 切り干し大根と三つ葉、錦糸卵のごま酢あえ
95 ブロッコリーのしらすあえ
95 アスパラガスのカッテージチーズあえ
96 ラタトゥイユ風煮込み
97 野菜のクリーム煮
98 大根の煮物 肉みそのせ
99 カリフラワーのカレー風味煮
100 かぶのそぼろ煮
101 ザワークラウト風
102 ほうれん草のポタージュ
103 白菜と大根の白いスープ
104 チャプチェ風しらたき炒め
105 なすの揚げびたし
105 きんぴらごぼう
106 なすとひき肉のはさみ揚げ

Part.4

ヘルシー！で食べごたえもあり！

大豆製品・豆類・卵のやせる作りおき

108 豆腐とひじき、野菜のコロコロサラダ
109 おからのポテサラ風
110 豆腐ハンバーグ
111 厚揚げの麻婆豆腐風
112 いり豆腐
113 がんもどきの含め煮
114 大豆のチリコンカン風
115 ひよこ豆のカレー風味サラダ
116 ひたし豆
117 油揚げの卵入り宝煮
118 味玉
118 うずら卵の塩麹漬け
120 手間なしキッシュ
121 卵とキャベツのお好み焼き風
122 具だくさんスパニッシュオムレツ

常備しておくと便利！

糖質オフのおかずの素・たれ・ディップ

123 肉ねぎみそ
124 中華風ザーサイねぎだれ
124 油揚げのカリカリじゃこ
125 明太子のクリームチーズディップ
125 エスニックキーマカレー
126 糖質量もわかる！素材別 さくいん

保存容器とルール

清潔な乾いた保存容器を使う

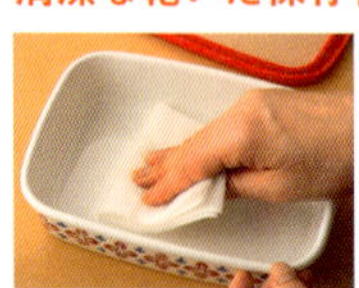

保存容器は殺菌作用のある洗剤でよく洗って、完全に乾燥させてから使います。耐熱性なら煮沸食毒、そうでないものは消毒用のアルコールで容器をふくとよいでしょう。

温かいものはしっかり冷ます

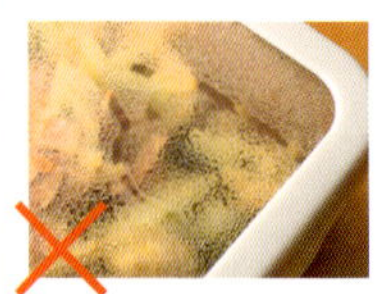

おかずは完全に冷ましてから冷蔵庫で保存します。生温かいうちにふたをしてしまうと、粗熱で蒸気の水滴がついてしまい傷みの原因に。

直箸はNG！スプーンやトングで取り分けて

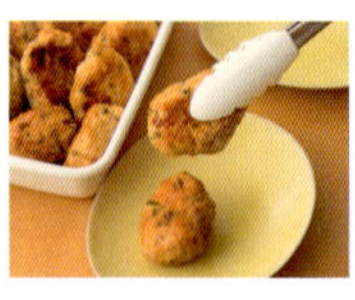

まとめて作ったおかずは、必ず清潔なスプーンやトング、菜箸などで、食べる分だけ取り分けるようにしましょう。

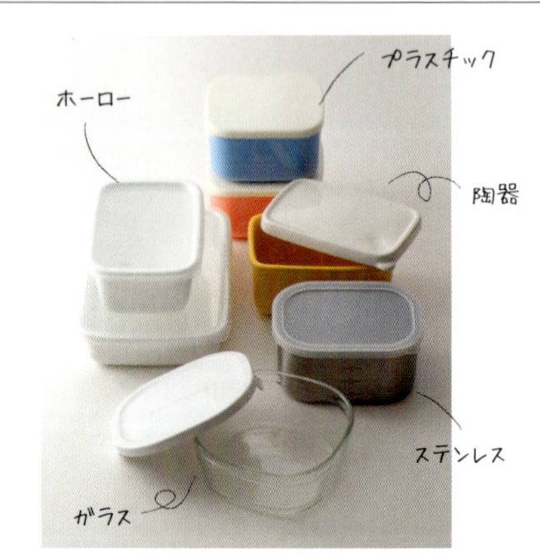

ホーローは酸や塩分に強く、直火やオーブンでも使用可能。プラスチックは安価で軽量なうえ、種類が豊富。陶器は煮込み料理や漬物などに向いています。ステンレスは丈夫で錆びにくいのが特徴。ガラスは匂いがつきにくく、耐熱性ならオーブンや電子レンジでも加熱できます。

レシピの見方

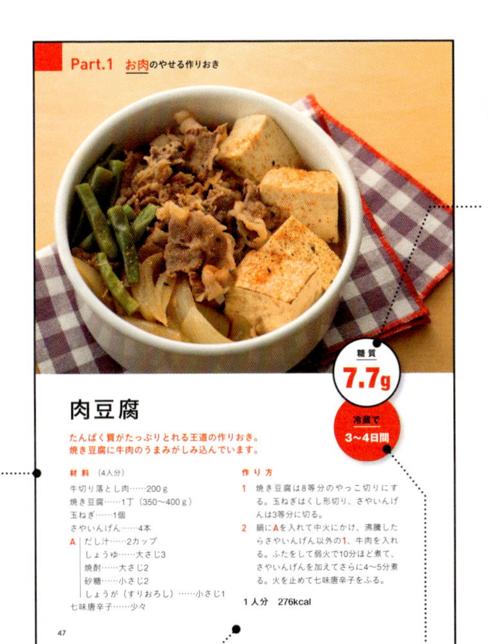

糖質
7.7g

冷蔵で
3~4日間

肉豆腐

たんぱく質がたっぷりとれる王道の作りおき。
焼き豆腐に牛肉のうまみがしみ込んでいます。

材料（4人分）

牛切り落とし肉……200g
焼き豆腐……1丁（350~400g）
玉ねぎ……1個
さやいんげん……4本
A だし汁……2カップ
しょうゆ……大さじ3
焼酎……大さじ2
砂糖……小さじ2
しょうが（すりおろし）……小さじ1
七味唐辛子……少々

作り方

1 焼き豆腐は8等分のやっこ切りにする。玉ねぎはくし形切り、さやいんげんは3等分に切る。
2 鍋にAを入れて中火にかけ、沸騰したらさやいんげん以外の1、牛肉を入れる。ふたをして弱火で10分ほど煮て、さやいんげんを加えてさらに4~5分煮る。火を止めて七味唐辛子をふる。

1人分　276kcal

47

【糖質量のアイコン】

糖質量（炭水化物−食物繊維）は1人分もしくは1食分（1/6〜1/4量）の目安を表記しています。献立を考える際に参考にしてください。

【材料】

材料は4〜6人分、もしくは作りやすい分量で表記しています。

【kcal】

kcal（エネルギー）は1人分もしくは1食分（1/6〜1/4量）の目安を表記しています。

【保存の目安のアイコン】

冷蔵で保存できる目安です。ただし、季節や冷蔵庫の機種、開け閉めの回数、保存容器の密閉具合によってお料理の傷み具合が変わってきます。あくまでも目安と考えて、食べる前に状態を確認してなるべく早く食べきるようにしてください。

この本の使い方

※大さじ1＝15mℓ、小さじ1＝5mℓ、1カップ＝200mℓです。

※特に記載がない場合は、しょうゆは濃口しょうゆ、塩は自然塩、砂糖は上白糖、みそは信州みそ、オリーブオイルはエクストラバージンオイル、生クリームは動物性で脂肪分45％のもの、バターは有塩バター、マヨネーズは全卵で砂糖不使用のタイプを使用しています。

※だし汁は昆布、かつお節、煮干しなどでとったものです。市販のインスタントだしを表示に従って湯で溶かしたものや、だしパックでも代用できます。

※野菜類で特に記載がない場合、洗う、皮をむく、へたや種を除くなどの下処理をすませてからの手順を説明しています。

※電子レンジは600Wのものを使用しています。500Wの場合は1.2倍、700Wの場合は0.8倍に換算して加熱してください。

※オーブントースターは1000Wのものを使用しています。

※電子レンジ、オーブントースター、オーブン、魚焼きグリルは機種によって加熱時間が異なる場合がありますので、様子をみながら調理してください。

※糖質量、kcal（エネルギー量）は、「日本食品標準成分表2015年版（五訂）」（文部科学省科学技術・学術審議会資源調査分科会編）をもとに算出しています。

糖質オフダイエットならたっぷり食べられます

カロリー制限なし!!
糖質量を制限するだけ!

「糖質オフ」とは、糖質を多く含む食事を避け、1日に決められた**目標糖質量(1日に60~80g)**を守って実践するシンプルなダイエットです。

これまでは脂質を減らしたり、カロリーを制限することが正しく、ダイエットの常識だと考えられていました。しかし、**太る原因は糖質をたっぷりとっていたこと**にあるとわかり、体重増加や体の不調などを招いていたのです。

糖質オフは、糖質量を気にするだけの簡単なダイエット。**お肉や魚介、卵、大豆製品と野菜を中心にたっぷり食べ、**カロリー制限のように、ツラい空腹感に悩むことがない、**リバウンドしにくい**ダイエット方法なのです。

お肉もお魚もたっぷり食べて、
リバウンドしにくい!

p.9の上の写真は、肉厚の煮豚に鮭の南蛮漬け、おからのポテサラ風など、たんぱく質がたっぷりで、野菜もきっちりとれる「煮豚献立」。満足度が高いのに、糖質量はたったの14gです。

これに対して下の写真の「ぶっかけとろろそば」。「煮豚献立」よりもカロリーは低くて、いかにもヘルシーですよね。でも糖質量は1食で1日の目標摂取量60~80gに到達しています。しかも野菜がほとんどなく、腹持ちもよくありません。皆さん、どちらの食事を選んで、確実にやせたいと思いますか?

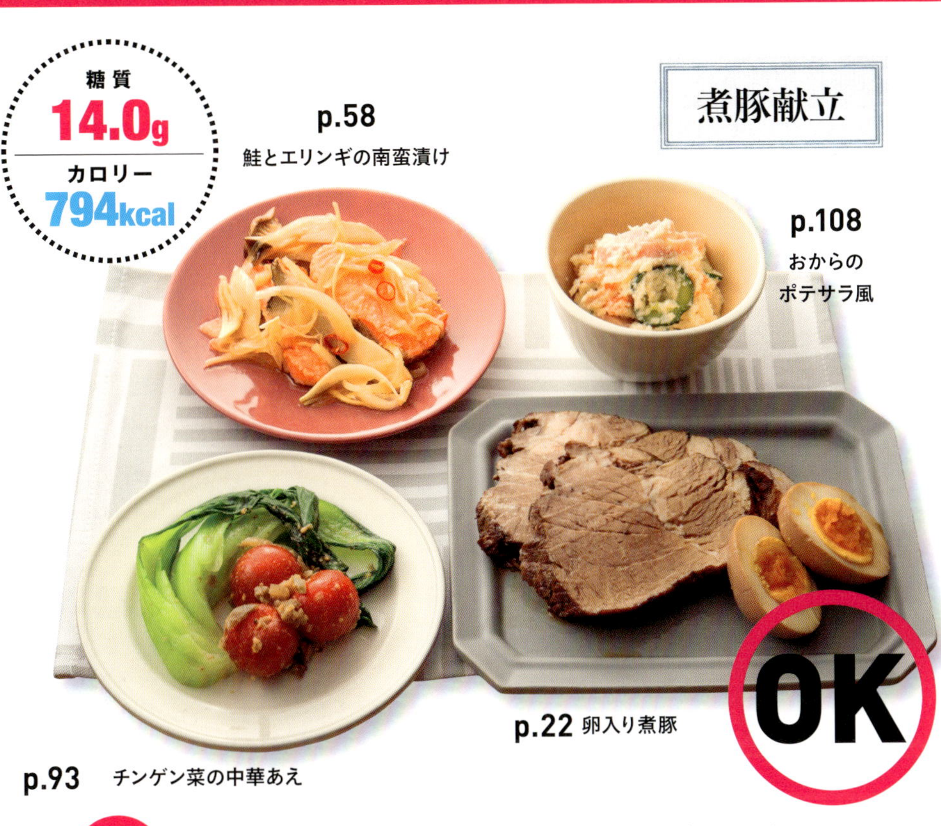
糖質
14.0g
カロリー
794kcal
煮豚献立
p.58
鮭とエリンギの南蛮漬け
p.108
おからの
ポテサラ風
p.22 卵入り煮豚
OK
p.93 チンゲン菜の中華あえ

VS 本当にやせるのはどっち？

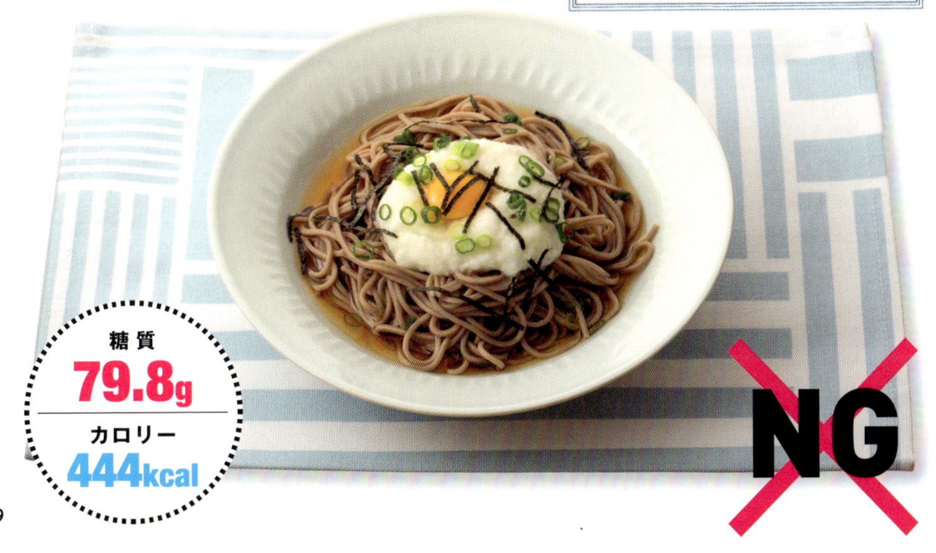
ぶっかけとろろそば
糖質
79.8g
カロリー
444kcal
NG

太るメカニズムはこうだった！

バターや生クリームでは太らない！
血糖値を上げる食材に注意！

糖質は体内でエネルギーになるために、消化酵素によって分解されてブドウ糖に変わります。このブドウ糖の血液中の量のことを血糖値と言います。

血糖値が上がると、これを調整するためにすい臓から多量のインスリンというホルモンが分泌され、肝臓や筋肉などの細胞にブドウ糖を取り込みます。しかし、これらの細胞にストックできる量には限界があり、余ったブドウ糖を取り込む余地がなくなると、中性脂肪という形で脂肪細胞に溜め込まれます。これが太るメカニズムで、太っている人ほどインスリンが出やすいのが特徴です。

そもそもカロリーとは？

カロリーとはエネルギーの単位で熱量のこと。カロリー制限のダイエットでは、全体的に食事の量が減るので、一時的にやせることは可能です。しかし、体内のエネルギー不足で代謝が下がり、食べた物を燃焼しにくくなるので、かえって脂肪を体内に溜め込んでしまいます。**バターや生クリームなどの油脂類は高カロリーですが、糖質は低く血糖値を上げることはない**ので、糖質オフダイエットでは食べても大丈夫です。

そもそも糖質とは？

「糖質＝炭水化物−食物繊維」です。炭水化物、脂質、たんぱく質の三大栄養素の中で、炭水化物は人の生命維持、活動のために主要なエネルギー源です。糖質とはその炭水化物から食物繊維を除いたもの。糖質はご飯やめん類、パン、粉類をはじめ、**砂糖や果物、甘味料や調味料にも含まれています。**また、**いも類や根菜などの野菜は高糖質**なので食べるときは注意が必要です。

栄養成分表示（100gあたり）

エネルギー	410kcal
たんぱく質	17.9g
脂質	5.7g
炭水化物	86.3g
ナトリウム	81mg
食物繊維	12.9g

食品のラベルの表示をチェック！

市販品、加工品を選ぶときは食品のラベル表示を確認しましょう。左記のラベルだと炭水化物から食物繊維をひいた量が糖質（86.3g−12.9g＝73.4g）になります。食物繊維の記載がない場合は、炭水化物の量にほぼ等しいと考えてよいでしょう。

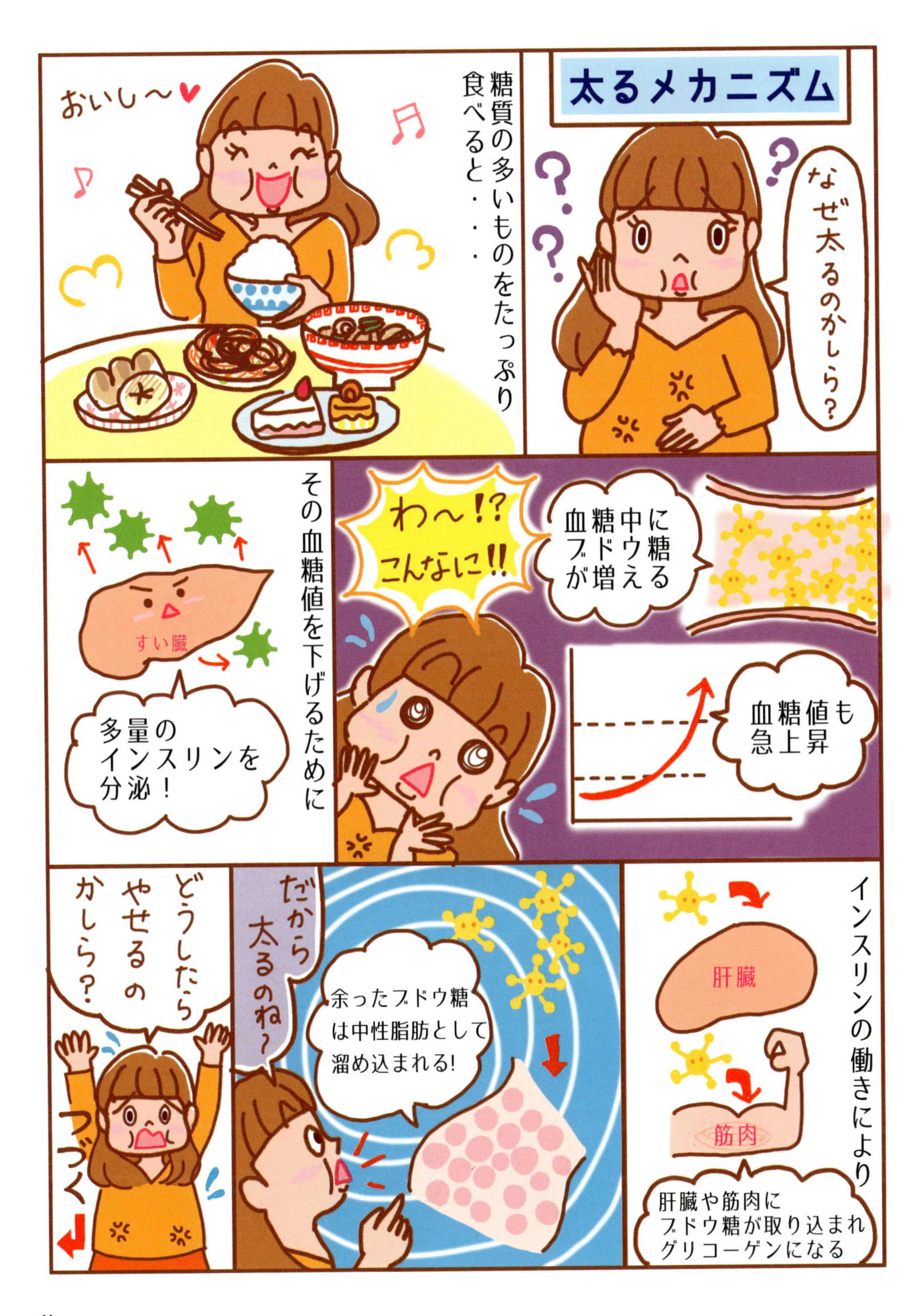
太るメカニズム
なぜ太るのかしら？
糖質の多いものをたっぷり食べると・・・
おいし〜
わ〜!?こんなに!!
血中に糖ブドウ糖が増える
血糖値も急上昇
その血糖値を下げるために
すい臓
多量のインスリンを分泌！
インスリンの働きにより
肝臓
筋肉
肝臓や筋肉にブドウ糖が取り込まれグリコーゲンになる
だから太るのね？
余ったブドウ糖は中性脂肪として溜め込まれる!
どうしたらやせるのかしら？
つづく

糖質オフでやせるわけ

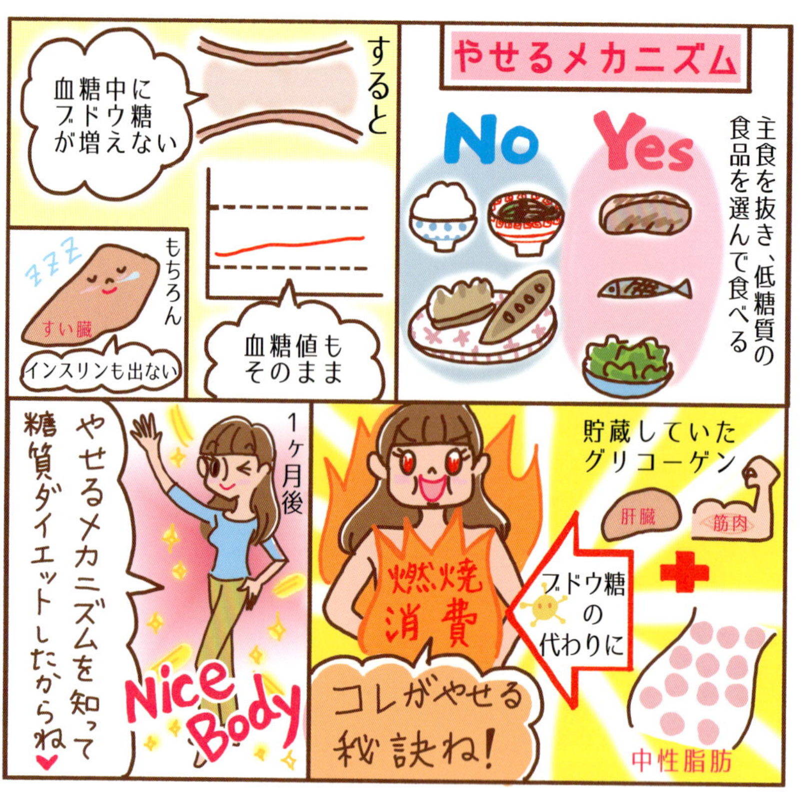

やせるメカニズム
主食を抜き、低糖質の食品を選んで食べる
No
Yes
すると
血中にブドウ糖が増えない
血糖値もそのまま
もちろん
zzz
すい臓
インスリンも出ない
貯蔵していたグリコーゲン
肝臓
筋肉
中性脂肪
ブドウ糖の代わりに
燃焼
消費
コレがやせる秘訣ね！
1ヶ月後
やせるメカニズムを知って糖質ダイエットしたからね♥
Nice Body

血糖値を上げなければ、脂肪が燃えてやせる！

糖質を減らすと、多量のインスリンが分泌されないので、ブドウ糖を中性脂肪に変える働きが起こりません。つまり脂肪も増えません。

さらにブドウ糖が供給されないために、代わりにエネルギー源として、もともとある脂肪を燃焼するようになり、健康的にやせられます。

これまでご飯やパン、甘いものなどの糖質を多くとっていた人ほど、糖質を控えることでやせる効果が早く出ます。また、糖質の過剰摂取を避けることで、体内の※「糖化」が抑えられ、肌のシミやくすみ、たるみなどを防ぐことができ、アンチエイジングにもつながります。

※「糖化」とは体内に過剰に摂取された糖質（ブドウ糖）と、体内のたんぱく質とが結合してできた物質のことで、ＡＧＥ（終末糖化産物）と呼ぶ。この物質のせいで肌にシミやしわができたり、血管や骨が老化したりする。

これだけでやせる！ 5つのルール

1日の目標糖質量は
60～80gに設定！

5つのルールを守れば、
空腹感にガマンすることなく、
楽しく続けられます。

ルール1

ご飯、パン、めん類など主食を控える

ご飯、パン、めんなどの主食は控えましょう。例えば、白米ご飯茶碗1杯（150g）で55.2g、食パン1枚（6枚切り）で26.6g、スパゲッティ（乾）80gで55.6gの糖質量があります。体によいとされている玄米や全粒粉パンなども高糖質です。餃子や春巻きの皮、春雨などにも糖質が含まれているので気をつけましょう。

ルール2

たんぱく質を毎食とり、油脂の制限はなし！

お肉、魚介、卵の動物性たんぱく質、大豆製品の植物性たんぱく質を、毎食バランスよく組み合わせて食べましょう。たんぱく質を減らしてしまうと筋肉量が落ちて基礎代謝量も下がり、やせにくい体に。また、糖質オフの場合はオリーブオイルやマヨネーズ、バター、生クリームなどの油脂類や乳製品を食べてもOKです。

ルール3

野菜、きのこ、海藻をたっぷりとる

ビタミン、ミネラルを含む野菜、きのこ、海藻を使ったおかずをしっかりとることが大切です。これらのおかずに含まれている食物繊維は、血糖値の上昇をゆるやかにしてくれるので、食事の最初に食べるようにしましょう。かぼちゃや根菜など糖質が多い野菜には注意してください。

ルール4

まとめ食いはNG！ 1日3食が基本

1日の糖質量が60～80gだからといって、まとめてとっては意味がありません。空腹時にいきなり糖質をとると、血糖値が急激に上がって体重増加の原因に。1日3食を基本にし、食事と食事との間が空いてしまうときは、糖質の少ないナッツやチーズ、ハム、ゆで卵などを間食に食べるとよいでしょう。

ルール5

水分は1日に2ℓ以上、お酒は低糖質ものを！

こまめに水やお茶などの水分補給を心がけてください。紅茶やコーヒーは無糖のものを、果物や野菜のジュースは糖質を多く含む場合があるので注意。お酒は焼酎やウイスキーなどの蒸留酒、糖質ゼロのビール、ワインは低糖質なので適量であればOK。特に白ワインには酒石酸という有機酸が含まれ、ダイエット効果があります。

生活スタイル別！実践コース

ゆっくり無理なくやせたい！初級コース

朝食、昼食は主食を半分にし、夕食は主食を抜く

体重の減少はゆるやかでもいいので、主食は1日2回食べたい人や、すでに糖質オフダイエットに成功していて、体重を維持したい人向けです。

朝食　昼食　夕食

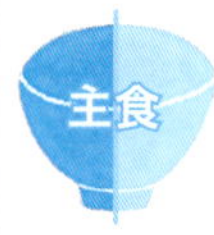

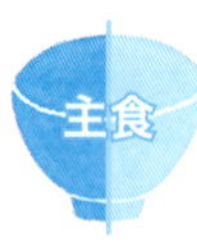

1日の目標糖質量目安
男性100g　（1食あたり33g）
女性90g　（1食あたり30g）

1日1回は主食を食べたい！中級コース

昼食は主食を半分にし、朝食、夕食は主食を抜く

昼食は仕事などの都合で外食が多くなりがちで糖質オフメニューが選びにくい人や、お酒をよく飲む人におすすめのコースです。

朝食　昼食　夕食

1日の目標糖質量目安
男性80g　（1食あたり27g）
女性70g　（1食あたり23g）

1日でも早く効果を出したい！上級コース

三食とも、完全に主食を抜く

糖尿病を改善したい、早く確実にやせたい人にぴったりのコース。主食を一切抜いておかずの糖質量にも気をつけると、早ければ3日間で効果があります。

朝食　昼食　夕食

1日の目標糖質量目安
男性60g　（1食あたり20g）
女性50g　（1食あたり17g）

やせる作りおきの献立

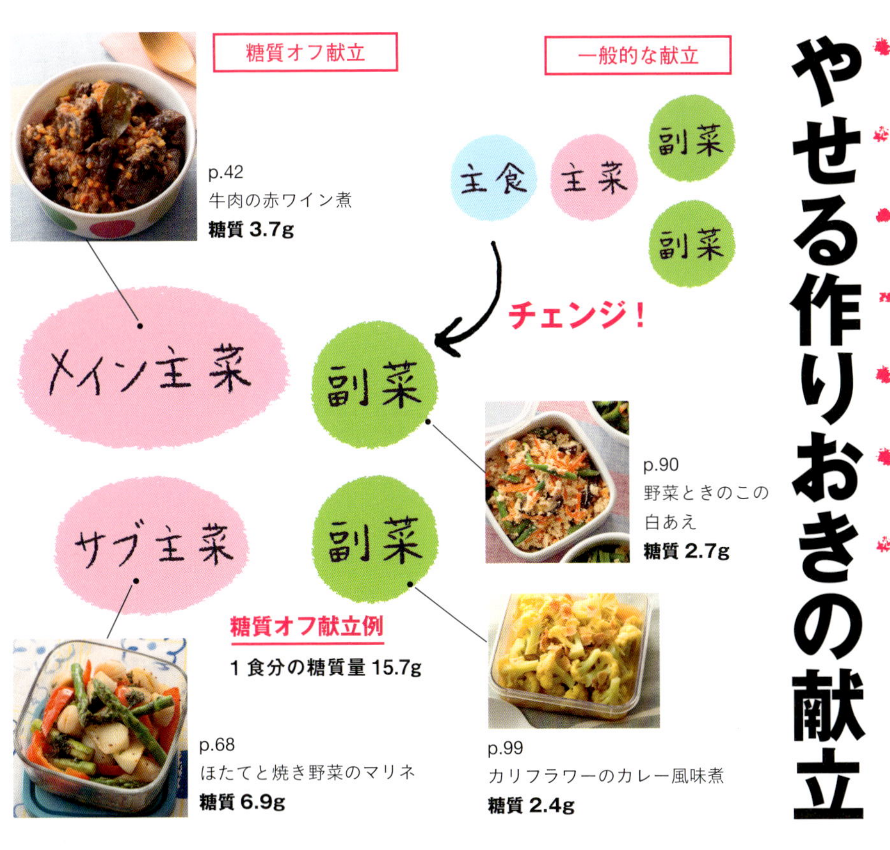

p.42
牛肉の赤ワイン煮
糖質 3.7g

p.90
野菜ときのこの白あえ
糖質 2.7g

糖質オフ献立例
1食分の糖質量 15.7g

p.68
ほたてと焼き野菜のマリネ
糖質 6.9g

p.99
カリフラワーのカレー風味煮
糖質 2.4g

主食を抜き、主菜を1品増やすのがポイント！

一般的な献立は主食であるご飯やパンなどに、お肉や魚介の主菜、野菜を使った副菜2〜3品（3品の場合は1品を汁物）を組み合わせます。糖質オフダイエットの場合、**主食を抜く代わりに主菜を1品増やすのがポイント**。例えば、メイン主菜がお肉なら、サブ主菜は魚介や卵、大豆製品などにします。エネルギー量が極端に減らないように、**たんぱく質をしっかりとります**。副菜には食物繊維やビタミン、ミネラルが補給できる野菜、きのこ、海藻のおかずを組み合わせましょう。

もちろん、献立の品数はあくまでも目安です。1食分の糖質量が目標範囲内であれば、まとめて作りおいたおかずの中から、自由に組み合わせてもOK。食べる楽しみが増え、**糖質オフダイエットを飽きずに続けられます**。

0（ゼロ）カロリー甘味料を使いません！

0（ゼロ）カロリー甘味料なしでもおいしい！

人工甘味料をはじめてとするゼロカロリー甘味料は、最近の研究で腸内環境に影響を与えるという報告がされはじめています。本書は新たにゼロカロリー甘味料を購入しなくても、低糖質な調味料を使っておいしく風味豊かに仕上げています。

おすすめ調味料

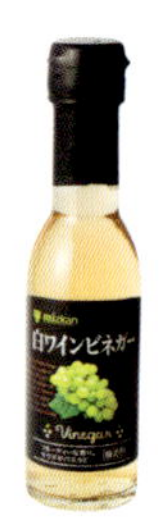

白ワインビネガー

お酢よりも酸味がマイルドなのでマリネやドレッシングにおすすめです。

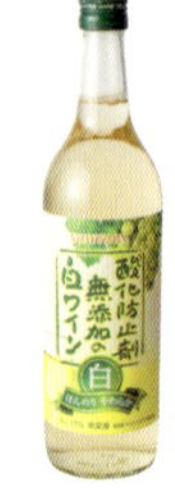

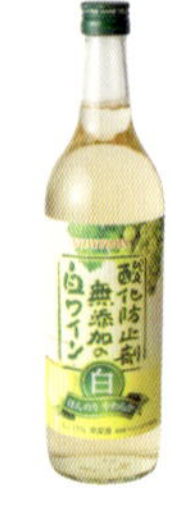

白ワイン

ダイエット効果の高い白ワイン。洋風おかずの風味づけにぴったりです。

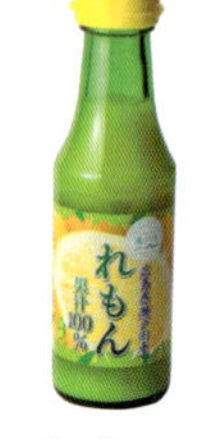

レモン汁

サラダ、マリネや隠し味に使うと味が決まります。果汁100％で無添加のものを選んで。

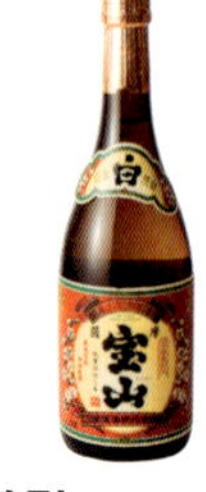

焼酎

糖質がゼロなので酒の代わりに本書で使用しています。お料理のまろやかさがグンとアップ。

［ 調味料やお酒の糖質量にも要注意！ ］

★大さじ１あたりの糖質量です。

食品名	糖質量
砂糖（上白糖）	8.9g
塩	0g
こしょう（小さじ１）	1.3~1.4g
しょうゆ（濃口）	1.8g
しょうゆ（薄口）	1.4g
本みりん	7.8g
みりん風調味料	9.9g
はちみつ	16.7g
メイプルシロップ	13.9g
みそ（信州みそ）	3.1g
白みそ	5.8g
穀物酢	0.4g
米酢	1.1g
ワインビネガー	0.2g
トマトケチャップ	3.8g
マヨネーズ（全卵）	0.5g
ウスターソース	4.7g
中濃ソース	5.4g

食品名	糖質量
オイスターソース	3.3g
めんつゆ（ストレート）	1.6g
めんつゆ（３倍濃縮）	3.6g
塩麹	3.2g
粒マスタード	2.3g
カレー粉	1.6g
カレールウ	8.2g
オリーブオイル	0g
ごま油	0g
サラダ油	0g
バター	0g
マーガリン	0.1g
固形コンソメスープの素（１個）	1.7g
和風顆粒だし	2.8g
鶏ガラスープの素	4.0g
薄力粉	6.6g
片栗粉	7.3g

★100mℓ（100g）あたりの糖質量です。

食品名	糖質量
ウーロン茶	0.1g
ほうじ茶	0.1g
緑茶	0.2g
牛乳	4.8g
低脂肪牛乳	5.5g
生クリーム（乳脂肪45%）	3.1g
プレーンヨーグルト	4.9g
オレンジジュース	10.7g
野菜ジュース	7.4g
スポーツドリンク	6.2g
赤ワイン	1.5g
白ワイン	2.0g
焼酎	0g
日本酒（純米酒）	3.6g
糖質オフビール	0～0.2g
ビール	3.1g
ウイスキー	0g
梅酒	20.7g

牧田善二先生がお答えします！

糖質オフダイエットのQ&A

Q 糖質を抜くと、脳の働きが悪くなる？

A 糖質オフダイエットを始めると、人によっては最初の数日、頭がぼーっとするように感じる場合もありますが、慣れてくればそういった症状もなくなるので問題ありません。また糖質を抜いてブドウが減っても肝臓や筋肉に溜め込んだグリコーゲンから、必要なブトウ糖を作り出せるので心配いりません。

Q 果物は食べても大丈夫？

A 果物には果糖が多く含まれていて、特にフルーツの缶詰やドライフルーツには糖質がたっぷり。アボカド、レモン、いちご、ブルーベリー、ラズベリーなど糖質の低いものを少量選んで食べるようにしましょう。

炭水化物
食物繊維
糖質
多糖類
糖アルコール
合成甘味料
糖類
二糖類
単糖類

Q 年齢に関係なく誰でも実践していいの？

A 年齢に問わず、どなたでも実践しても頂けますが、血糖降下剤を飲んでいる人、インスリン注射をしている人、腎機能が低下して人、妊娠している人には適していません。また持病がある人は医師に相談のうえ、行ってください。

Q どうしても主食が食べたい場合はどうする？

A ご飯の代わりに「木綿豆腐」、パンの代わりに「がんもどき」、めん類なら「しらたき」「こんにゃく」「糖質ゼロめん」などを利用するとよいでしょう。どれも食べごたえがあって腹持ちもよいです。

Q「糖質ゼロ」と「糖類ゼロ」の違いは？

A 糖には単糖類、二糖類、多糖類、糖アルコールなどいろいろな種類があります。「糖類ゼロ」といっても多糖類、糖アルコール、合成甘味料は含まれているので注意が必要です。市販の食品や飲料を購入するときは、「糖類ゼロ」ではなく「糖質ゼロ」を選ぶようにしてください。

お肉の低糖質食材ベスト5

1位　鶏肉　0g

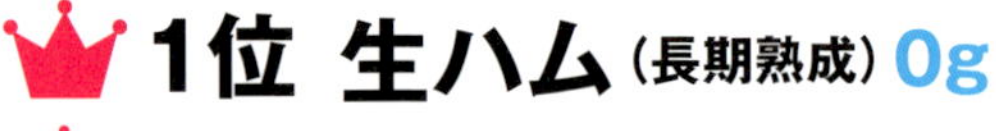

1位　生ハム（長期熟成）0g

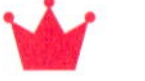

3位　豚肉　0.1〜0.2g

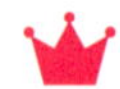

4位　ラム肉　0.2g

5位　牛肉　0.1〜0.4g

※それぞれの糖質量は100g中の値です。

牛肉

低糖質でうまみがあるのが特徴。特に赤身には貧血予防に最適な鉄分が豊富に含まれる。

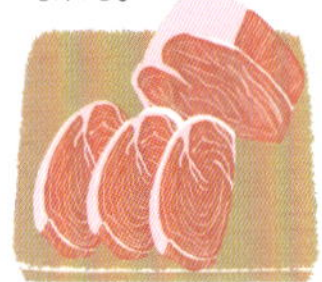

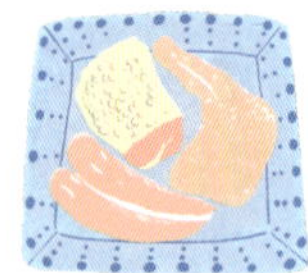

鶏肉

部位に関係なく糖質ゼロ。ビタミンB1が豊富なので糖代謝、脂質代謝にも◎。

ラム肉

脂肪燃焼効果が期待できるL-カルニチンを含む。体を温める食材なので冷え性の人にもおすすめ。

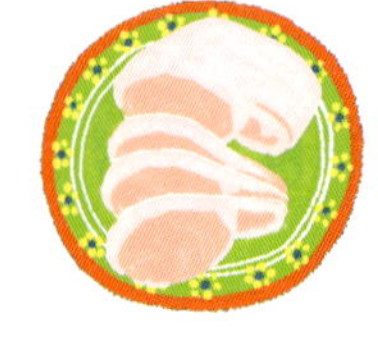

豚肉

超低糖質なうえ、鶏肉と同様にビタミンB1が豊富。脂身が多いバラ肉を食べてもOK。

生ハム

長期熟成タイプは糖質ゼロ。市販もので糖質を含むものがあるので成分表をチェックして。

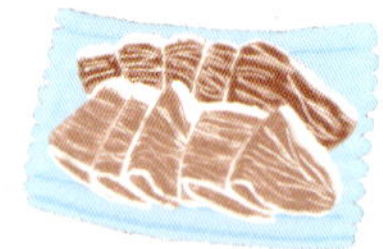

memo

鶏ひき肉、豚ひき肉は糖質ゼロ、牛ひき肉は0.5gで、組み合わせる食材や味つけで糖質がアップしないように注意したい。砂肝は0gで糖質で脂質も少ないヘルシー食材。

魚介の低糖質食材ベスト5

1位　鮭（サーモン）　0.1g

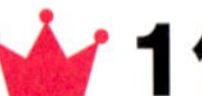

1位　白身魚（たらやたいなど）　0.1g

3位　ツナ缶　0.1〜0.2g

4位　青魚（あじ、さんま、さばなど）　0.1〜0.3g

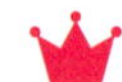

5位　えび、たこ、いか　0.1〜0.4g

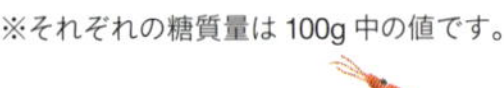

※それぞれの糖質量は100g中の値です。

鮭（サーモン）

抗酸化作用のあるアスタキサンチンが豊富。手軽に使えるスモークサーモンでもOK。

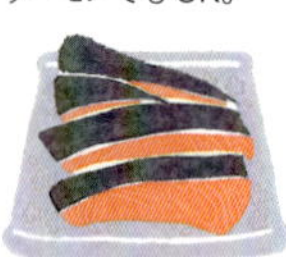

白身魚（たらやたいなど）

低糖質・低脂肪・高たんぱくなうえ、消化吸収にも優れている。

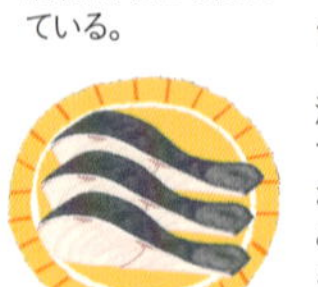

ツナ缶

油漬けでも水煮でもどちらでもおすすめ。ちなみに刺身のまぐろは0.1gで低糖質。

青魚（あじ、さんま、さばなど）

あじとさんまが0.1g、さばは0.3gでどれもEPAやDHAが豊富。血中のコレステロールや中性脂肪を下げる働きがある。

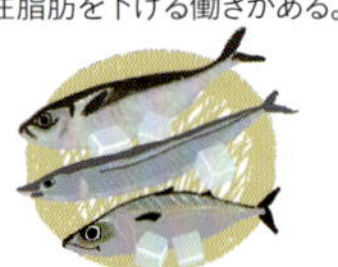

えび、たこ、いか

低カロリーで低脂肪なうえ、豊富に含まれるタウリンが血液をサラサラにしてくれる。

memo

わかめやめかぶなどの海藻類も低糖質なうえ、カルシウムや鉄分が豊富。ぬめり成分が血中のコレステロールの上昇を抑制してくれる。

野菜・きのこ・果物の低糖質食材ベスト5

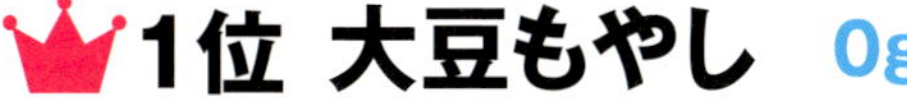

1位	大豆もやし	0g
2位	青菜（ほうれん草、小松菜、チンゲン菜など）	0.3〜0.8g
3位	ブロッコリー	0.8g
4位	アボカド	0.9g
5位	きのこ類（まいたけ、マッシュルーム、しめじ）	0〜1.3g

※それぞれの糖質量は100g中の値です。

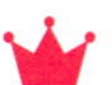

きのこ類

まいたけは糖質ゼロ、マッシュルームは0.1g、しめじは1.3g。いずれも食物繊維が多く、低カロリー。整腸作用もあるので便秘予防にもgood！

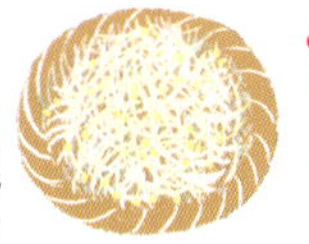

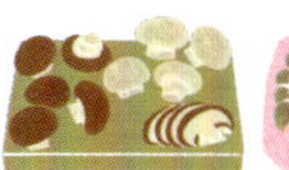
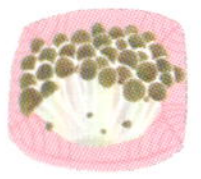

大豆もやし

大豆もやしは糖質ゼロで、ビタミンC・B群、カリウムなども豊富。緑豆もやしは1.3g。

青菜

ほうれん草は0.3g、小松菜は0.5g、チンゲン菜は0.8gでカロテンやビタミンC、カルシウム、鉄分、食物繊維などがぎっしり含まれているので、積極的に食べたい。

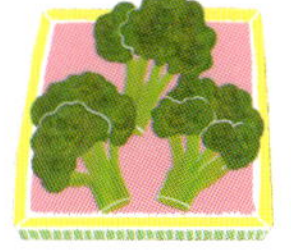

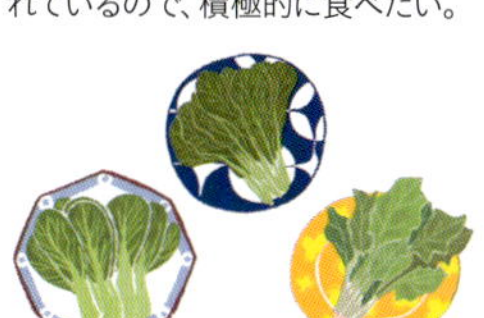

ブロッコリー

カロテンやビタミンCが豊富で、抗酸化作用にも優れている食材で腹持ちもよい。

アボカド

ビタミンEが豊富に含まれ、アンチエイジングにぴったり。コクもあるので満足感が高い。

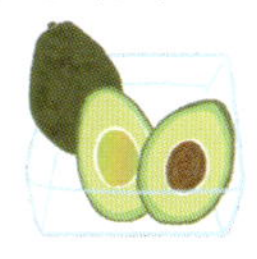

> **memo**
>
> サラダ菜は0.4g、レタスは1.7g、スプラウトは1.0g、貝割れ菜は1.4g、オクラは1.5g、ゴーヤは1.3g、セロリは1.7gなども低糖質。反対にかぼちゃ、いも類、にんじんやれんこんなどの根菜、とうもろこしなどは糖質が高めなので控えめに。

卵・大豆製品の低糖質食材ベスト5

1位	厚揚げ	0.2g
2位	卵とうずら卵	0.3g
3位	油揚げ	1.4g
4位	豆腐	1.2〜1.7g
5位	おから	2.3g

※それぞれの糖質量は100g中の値です。

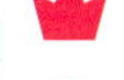
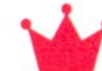

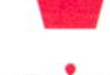

厚揚げ

大豆製品の中で最も糖質が少ないのが特徴。油で揚げてあるのでコクもたっぷり！

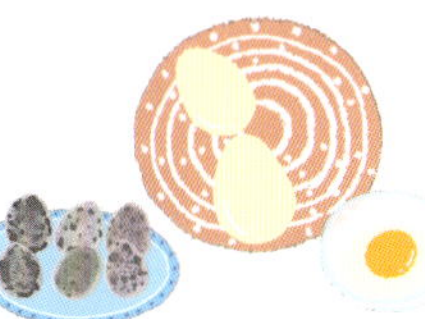

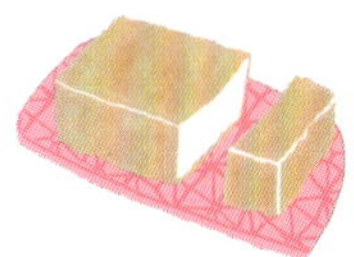

卵とうずら卵

卵はビタミンCと食物繊維以外のすべての栄養素を含む。うずら卵は造血と脂質代謝のビタミンB_{12}が豊富。

油揚げ

カロリーは高めですが、低糖質。少量でもコク出しになり、野菜とも相性バツグン。

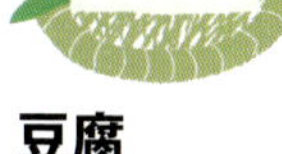

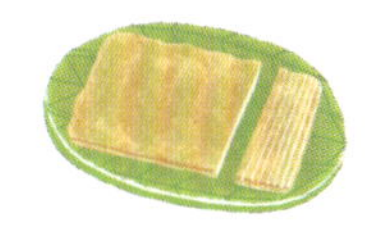

豆腐

木綿豆腐は1.2g、絹ごし豆腐は1.7g。低カロリーなうえ、女性特有のツラい症状に効果があるイソフラボンもとれる。

おから

安価で食物繊維がたっぷり。薄力粉やじゃがいもの代わりとして使える優秀食材。

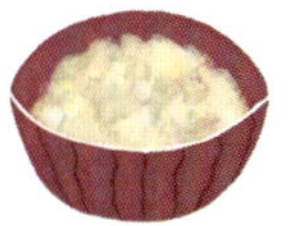

> **memo**
>
> ほかにも大豆水煮は0.9g、無調整豆乳は0.9g、がんもどきは0.2g、納豆は1パック（40g）は2.2gで糖質が低い。

糖質中毒はなぜ起こる？

『あまくない砂糖の話』という映画があります。毎日ティースプーン40杯（160ｇ）の砂糖を2ヵ月間摂取した際に起きた体の変化を医学的に記録したものです。

その結果、主人公の成人男性は、体重が8.5kg増、腹囲がプラス10㎝。肝臓の数値が上昇して脂肪肝に、中性脂肪も増えました。カロリーにしたら640kcal、標準成人男性の摂取カロリーの¼程度です。これだけの砂糖で体に悪影響を与えたのでしょうか？

糖質には４つの形があり、単糖類、二糖類（単糖が2個結合）、オリゴ糖類（単糖が３～10個結合）、多糖類（単糖が10個以上結合）です。シュガー＝砂糖は二糖類でブドウ糖と果糖が2個結合した状態です。この砂糖を摂取すると15分後くらいから急激に血糖値が上昇します。同じ糖質でも多糖類のご飯やパンはまず単糖に細かくされないと体に吸収されません。その分解（消化）と吸収に30～60分かかります。そのため血糖値の上昇は砂糖と比べると少しゆっくりです。

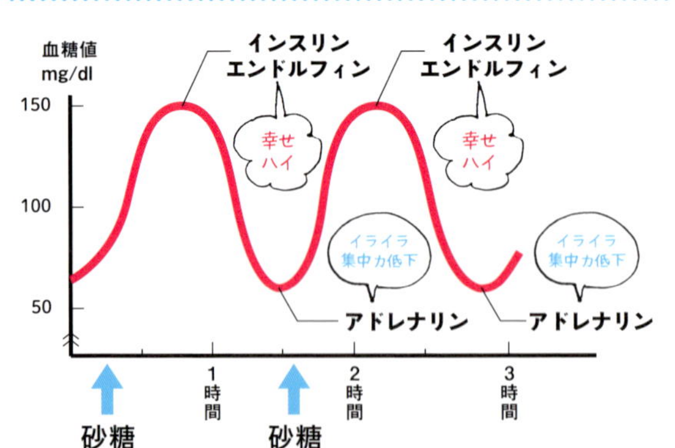

砂糖を摂取して血糖値が急激に上がると誰でも幸せな気持ちになり、脳内麻薬（エンドルフィン）が出て気分がハイになります。その後すぐに上がりすぎた血糖値を下げようとインスリンが多量に出て、これにより血糖値がどんどん下がります。血糖値が急激に下がると、次にアドレナリンが分泌され、イライラして集中力が低下します。このアドレナリンの分泌による症状は、砂糖をまたとるように体が命令するためです。つまり、猛烈に砂糖が欲しくなり、その命令のまま砂糖をとり続けると、また急激に血糖値が上がって幸せな気分になります。これはニコチン中毒、麻薬中毒と同じなのですね。また必要以上に砂糖を摂取するため、余ったブドウ糖や果糖は中性脂肪に作り替えられて貯蔵され、太るのです。

この映画の実験ではカロリーは全く増やさず、1日に160ｇの砂糖を摂取しています。つまり太るのは高カロリーな食事ではなく、砂糖そのものであり、糖尿病や心筋梗塞などの原因になりうる脂肪肝も引き起こします。また、「おいしいものは砂糖だけ」と感じるようになり、嗜好そのものが変わってしまったのです。

このような糖質中毒にならないために、食事をカロリーで判断するのではなく、見える砂糖や見えない甘味料まで見極めて、糖質オフ生活を実践してください。

Part.1

ボリュームたっぷりで大満足！

お肉のやせる作りおき

糖質が低いお肉は糖質オフ中に積極的に食べたい食材のひとつです。人気の煮豚、鶏肉のから揚げ、焼き肉、ハンバーグなどで、しかも日持ちもするとびきりおいしいレシピをご紹介します。

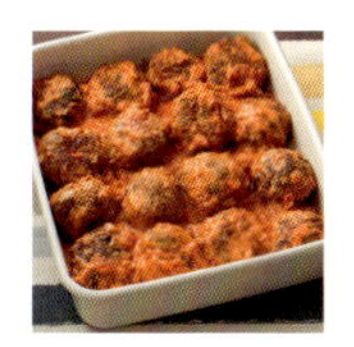
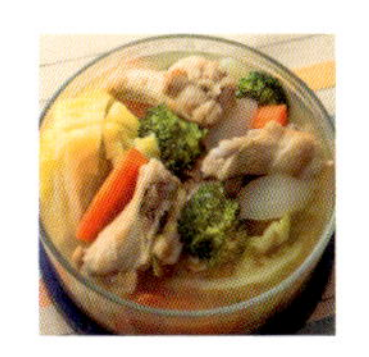
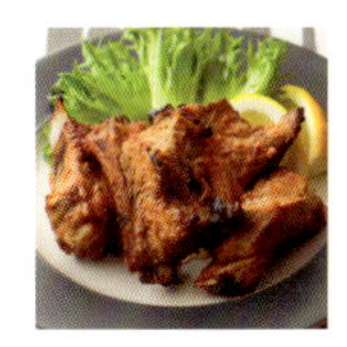

卵入り煮豚

**ウーロン茶でじっくりと煮込むと余分な脂が落ち、
お肉もぐっとやわらかく仕上がります。**

材 料（作りやすい分量）

豚肩ロースかたまり肉……600〜800g
卵……4個
サラダ油……小さじ1
焼酎……⅓カップ

A
ウーロン茶……約4カップ
（ウーロン茶の量は豚肉にかぶる程度）
しょうゆ……½カップ
酢……大さじ1
しょうが（薄切り）……1かけ分
にんにく（薄切り）……1かけ分
長ねぎ（青い部分）……1本分

作り方

1. 厚手の鍋にサラダ油を中火で熱し、豚肉を入れて表面全体にこんがりと焼き色がつくまで4分ほど焼く。
2. 1に焼酎を加えて軽く沸騰させて2〜3分煮る。Aを加えてもう一度沸騰させたら、弱火〜中火でふたをしないで60〜70分煮る。途中何度か上下を返し、火が均一に通るようにする。
3. ゆで卵を作る。鍋に卵を入れ、かぶる程度の水、酢大さじ1（分量外）を入れる。中火〜強火にかけ、沸騰したら弱火で8分ほどゆでる。すぐに取り出して冷水にとって冷やし、殻をむく。
4. 2の煮汁を⅔程度になるまで煮つめて火を止める。冷めたら保存容器またはチャック付き保存袋に移して3を入れる。冷蔵庫に入れて途中上下を返して半日以上浸す。

¼量　610kcal

これで糖質オフ！

酒の代わりに糖質量0gの焼酎を使えば、砂糖を加えなくもコクが出ておいしさがアップ。焼酎の種類は麦でも芋でもどれでもOKです。

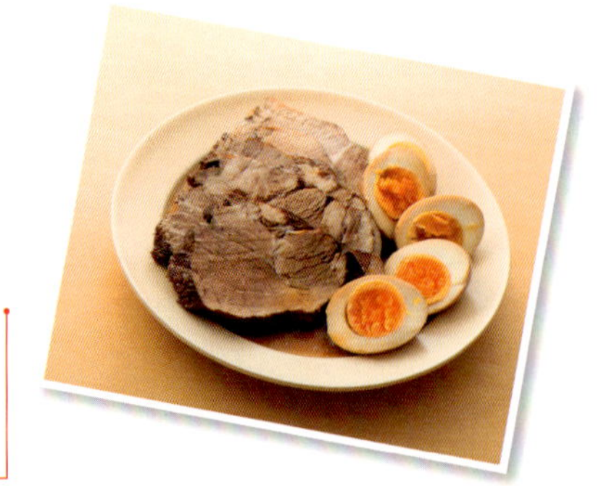

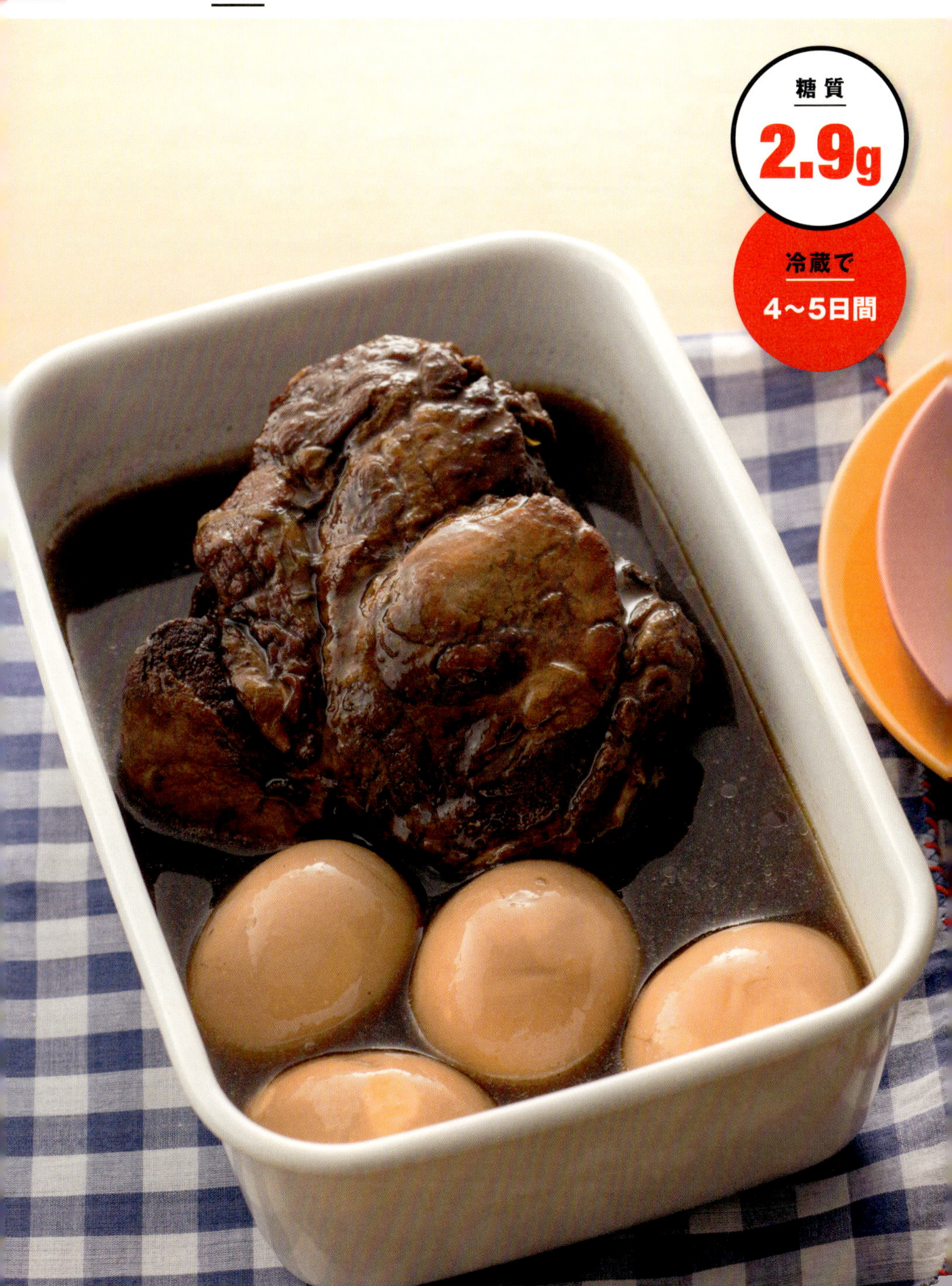
糖質
2.9g
冷蔵で
4〜5日間

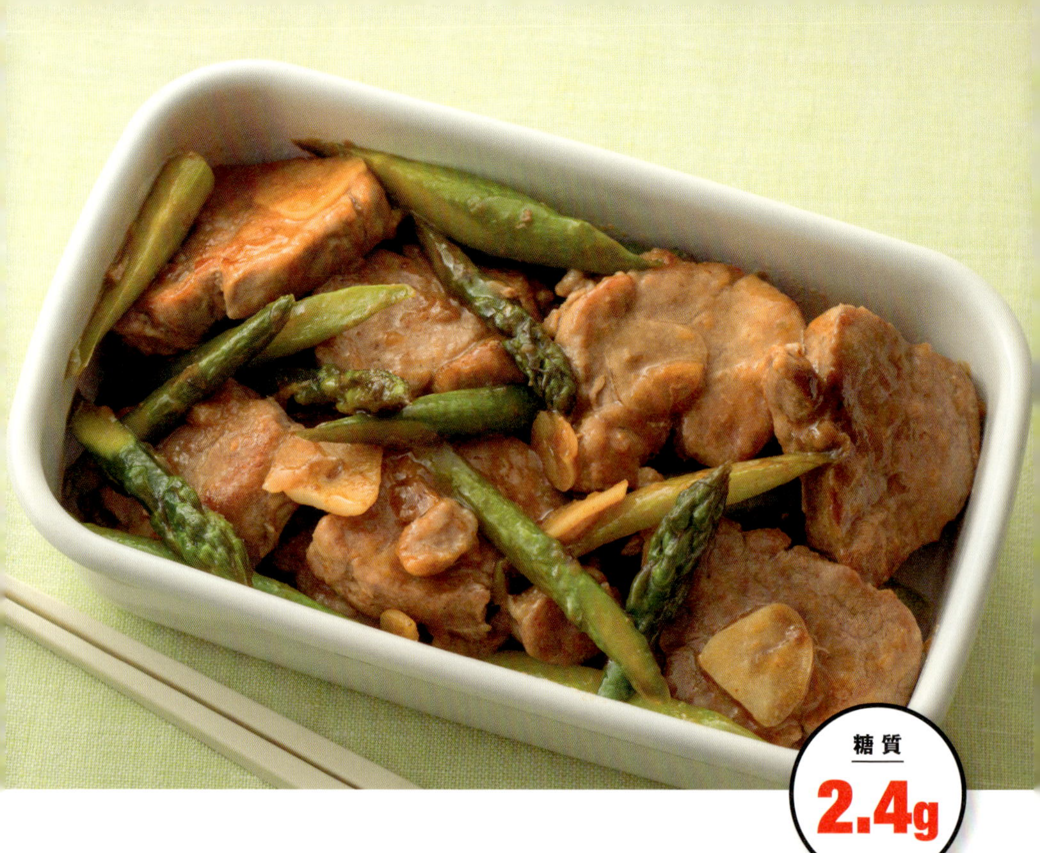

糖質
2.4g

豚肉のバターしょうゆ焼き

冷蔵で
4日間

**低糖質な白ワインとバターでリッチな味わいに。
主菜としてもおつまみとしてもおすすめです。**

材料（4人分）

豚ひれ肉……400g
アスパラガス……4本
にんにく……1かけ
塩、こしょう……各少々
薄力粉……大さじ½
バター……10ｇ
白ワイン……大さじ2
しょうゆ……大さじ⅔〜1
こしょう……少々

作り方

1 豚肉は1㎝厚さに切り、全体に塩、こしょうをふって全体に薄力粉を薄くまぶす。アスパラガスは根元のかたい部分をピーラーでむき、斜め切りにする。にんにくは薄切りにする。

2 フライパンにバターの半量を溶かし、1の豚肉を入れて両面を中火で焼き、ふたをして5分ほど中まで火を通す。肉を裏返して1のにんにく、アスパラガスも加えて炒め合わせる。

3 2に白ワイン、しょうゆ、残りのバターを加えて軽く煮立て、全体に味をからめ、仕上げにこしょうをふる。

1人分　148kcal

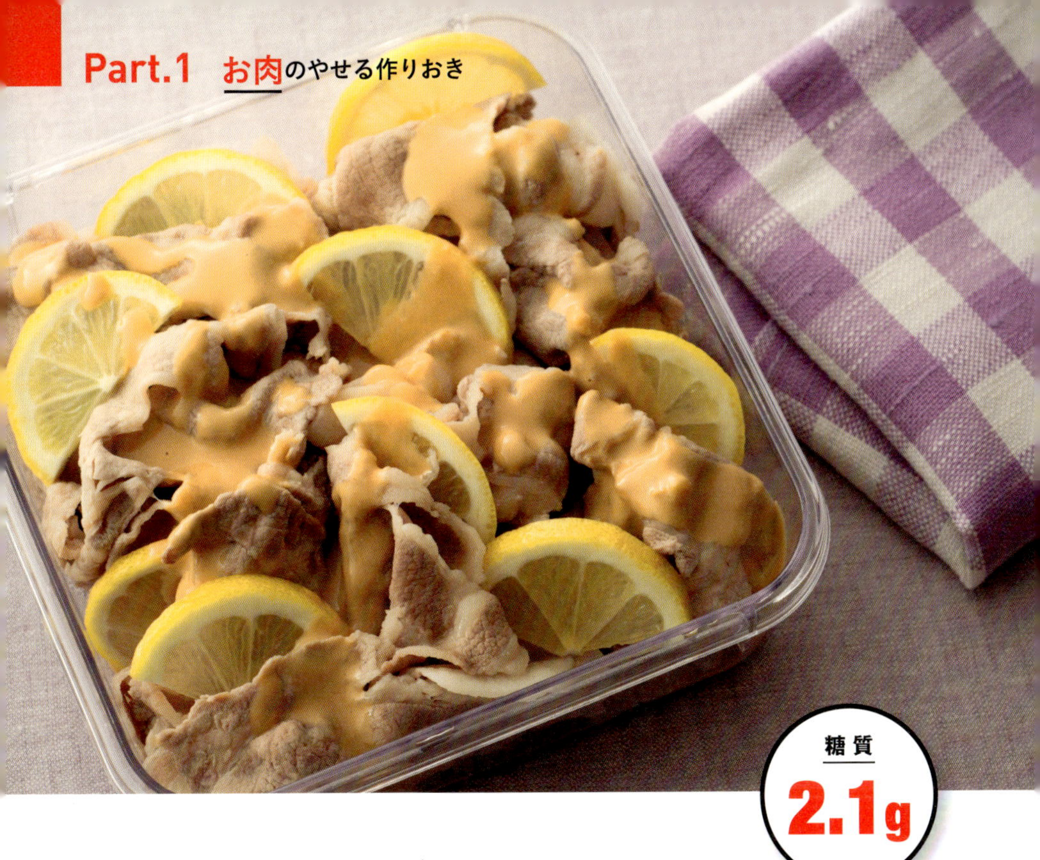

糖質
2.1g

冷蔵で
2〜3日間

豚しゃぶのごまだれあえ

ゆでた豚肉は冷水にとらずそのまま冷ますと
時間がたってもしっとり感がキープできます。

材料（4人分）

豚薄切り肉（しゃぶしゃぶ用）……350ｇ
レモン……½個
ごまだれ
- 練りごま（白）……大さじ1と½
- だし汁……大さじ1と½〜2
- しょうゆ……大さじ1
- 酢……大さじ½
- 砂糖……小さじ⅔
- しょうが（すりおろし）……小さじ⅔

作り方

1. 鍋に湯を沸騰させたら、豚肉を入れて弱火で色が変わるまでゆで、ざるにあげる。完全に冷めたら保存容器に移す。
2. レモンはよく洗い、半月切りにして、1の豚肉の間にはさむ。
3. ごまだれを作る。ボウルに練りごまを入れ、だし汁、しょうゆ、酢を少しずつ加えて混ぜて溶きのばす。残りの砂糖、しょうがを加えて混ぜ合わせ、2にかける。

1人分　261kcal

豚スペアリブのグリル

低糖質なうえ、代謝がアップするビタミンB群が豊富。漬け込んで焼くだけだから、忙しい人におすすめです。

材料（4人分）

豚スペアリブ……8本

A
- 玉ねぎ（すりおろし）……1/6個分
- にんにく（すりおろし）……1かけ分
- しょうゆ……大さじ2
- 焼酎……大さじ2
- ウスターソース……大さじ1
- トマトケチャップ……大さじ1
- レモン汁……大さじ1

作り方

1 豚肉は骨の間に包丁で切り込みを入れる。チャック付き保存袋に**A**の材料を入れ、豚肉を加えてもみ込み、冷蔵庫で2時間〜ひと晩漬け込む。

2 オーブンの天板に油適量（分量外）を塗ったアルミホイルを敷き、**1**を並べる。210℃に予熱したオーブンで、中に火が通るまで25分ほど焼く（途中上下を1度返す）。
＊食べるときにレタス、レモン適量（各分量外）などを添える。

1人分　217kcal

これで糖質オフ！

ウスターソース、トマトケチャップは、糖質量が高めの調味料ですが、漬け込みだれに適量使うなら問題がなく、旨みがアップします。

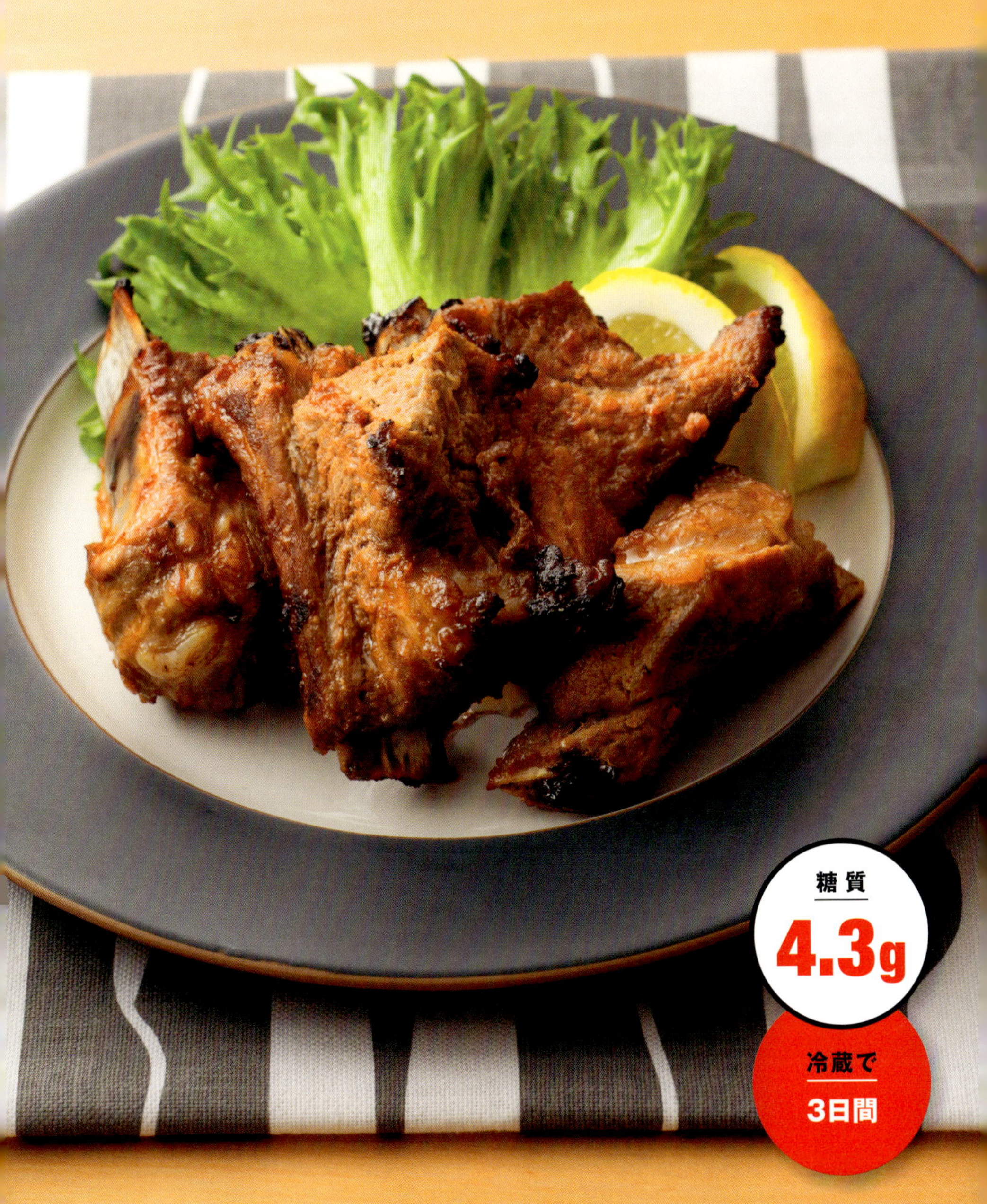
糖質
4.3g
冷蔵で
3日間

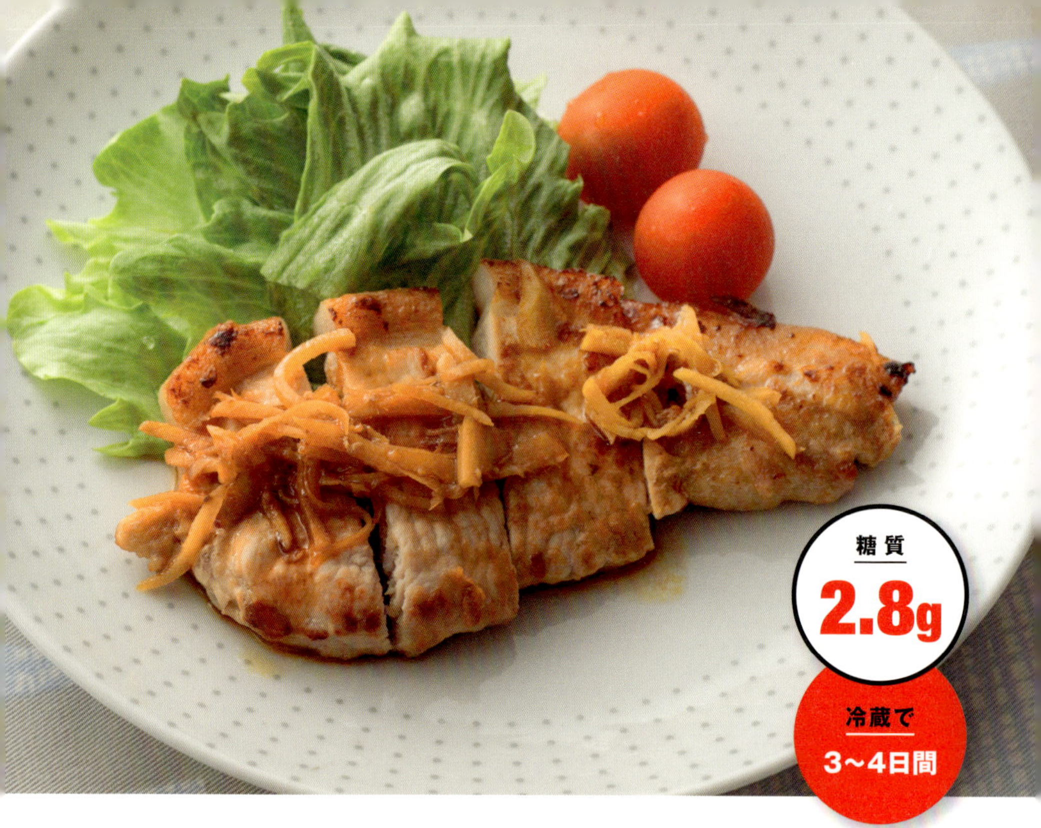

豚肉のジンジャーソースソテー

しょうがをたっぷり使った血行促進メニュー。
お弁当おかずの主役としてもおすすめです。

材 料 （4人分）

豚ロース厚切り肉……4枚
しょうが……2〜3かけ
薄力粉……大さじ1
オリーブオイル……大さじ1
A | 白ワイン……大さじ2
　| しょうゆ……大さじ1と½

作り方

1 豚肉は縮まないように肉と脂身の間に包丁で何カ所か切り目を入れ、全体に薄力粉を薄くまぶす。しょうがはせん切りにする。
2 フライパンにオリーブオイルを中火で熱し、1の豚肉を入れて両面に焼き色をつける。ふたをして弱火で5分ほど焼いて中まで火を通す。
3 2にしょうがを加えてさっと炒め、Aも加えて中火で煮立てて味を全体にからめる。
＊食べるときにレタス、ミニトマト各適量（分量外）などを添える。

1人分　305kcal

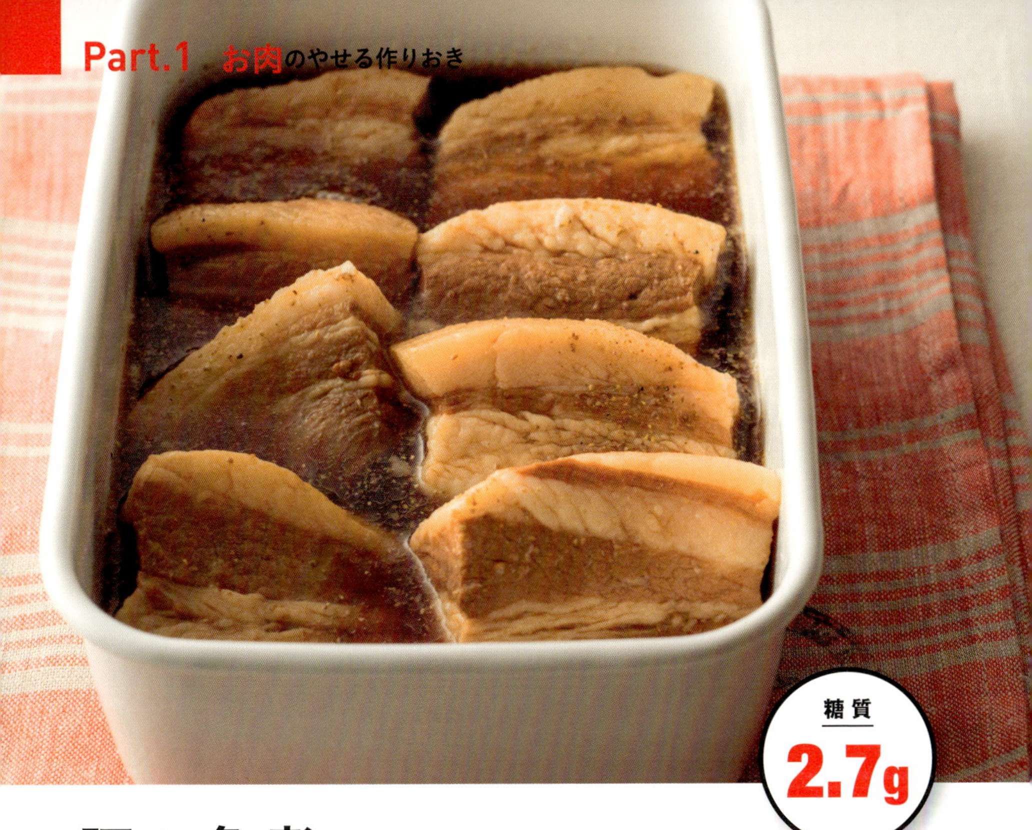

糖質 2.7g

冷蔵で 2〜3日間

豚の角煮

豚肉をたっぷりの焼酎で煮て糖質オフ！
味のアクセントに粉山椒を加えます。

材料（作りやすい分量）

豚バラかたまり肉……600〜800g

A
- しょうが（薄切り）……2かけ分
- にんにく（薄切り）……3枚分
- 長ねぎ（青い部分）……1本分
- 焼酎……¼カップ

B
- 焼酎……¼カップ
- しょうゆ……¼カップ
- 砂糖（あれば黒砂糖）……大さじ1
- しょうが（薄切り）……4枚分

粉山椒……適量

作り方

1 豚肉は4㎝厚さ程度に切る。鍋にたっぷりの水とともに入れ、Aを加えて火にかける。一度沸騰させてから、弱火にしてふたをしないで30分ほどゆで（途中、水が足りなくなったら水を足す）、ざるにあげる。

2 1の鍋をさっと洗い、Bと1の豚肉を入れ、肉がかぶる程度の水（2〜2と½カップ）を入れる。一度沸騰させ、ふたをして弱火で30〜40分煮る。粉山椒をふり入れて火を止め、そのまま冷まして保存容器に移す。

⅙量　473kcal

鶏肉のから揚げ香味ねぎだれ

**糖質オフなのに揚げものをガマンしないで食べられるのが魅力！
香りのよい絶品ねぎだれとも相性バツグンです。**

材料（4人分）

鶏もも肉……2枚
塩、こしょう……各少々
溶き卵……1個分
きなこ……大さじ4
揚げ油……適量
長ねぎ……10cm
しょうが……1かけ
ごま油……大さじ1
A
水……¼カップ
しょうゆ……大さじ2
酢……大さじ1と½
オイスターソース……小さじ1
ラー油……小さじ1
鶏ガラスープの素……小さじ½

作り方

1. 鶏肉は余分な脂と皮を除き、厚い部分に包丁を入れて平らに開く。塩、こしょうをして溶き卵をつけ、きなこをまぶす。
2. 揚げ油を170℃に熱し、**1**を入れて8〜10分揚げて中まで火を通す。油をよくきり、冷めたら食べやすい大きさに切り分け、保存容器に移す。
3. 長ねぎとしょうがはみじん切りにする。
4. フライパンにごま油を熱し、**3**を入れて弱火で1分ほど焦がさないように炒める。混ぜ合わせた**A**を加えてすぐに火を止め、**2**にかける。

1人分　402kcal

これで糖質オフ！

薄力粉や片栗粉の代わりに、衣には低糖質のきなこを使用。カリッと揚がって香ばしさがプラスされるので、おいしさも倍増します。

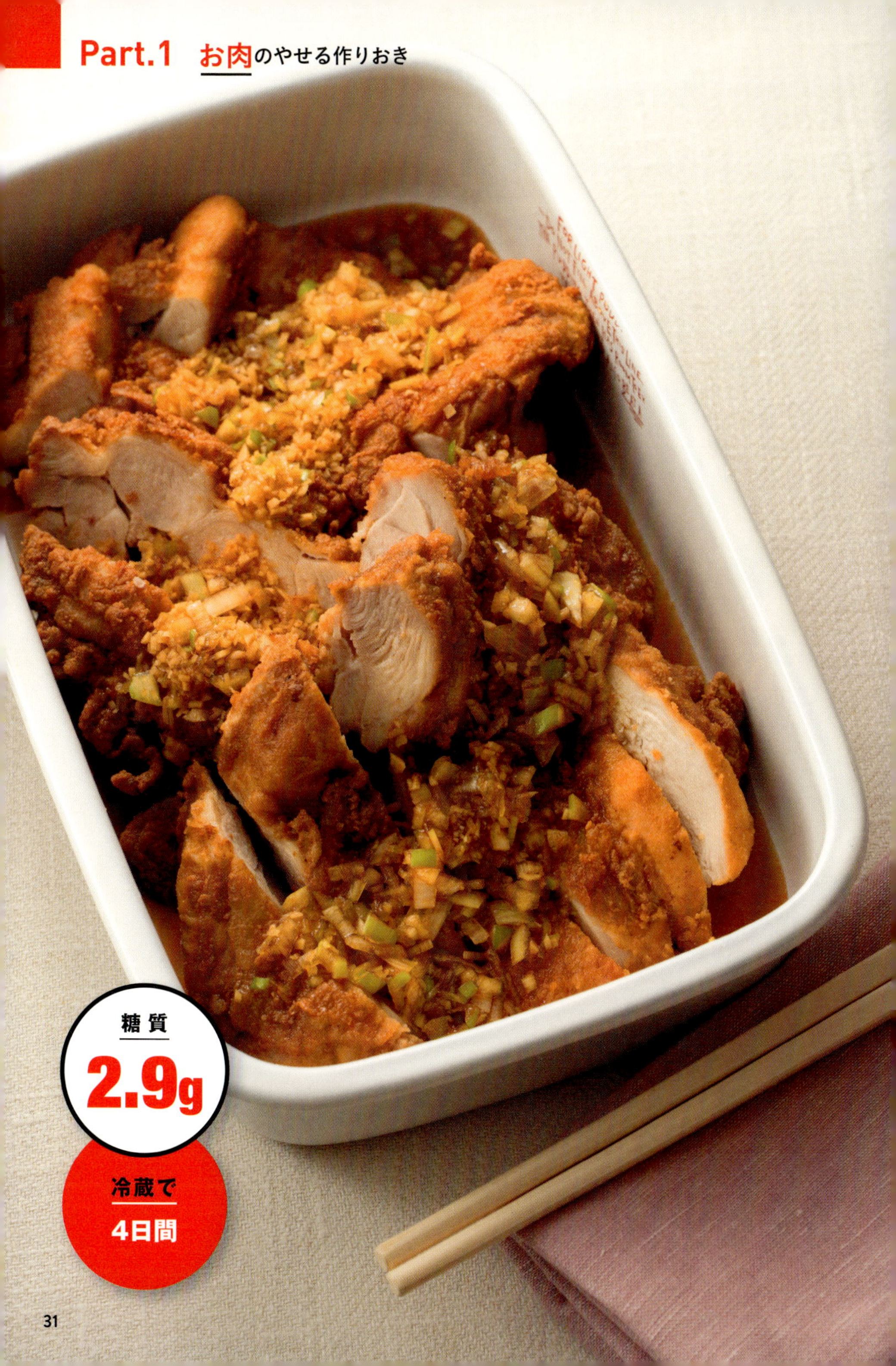
糖質
2.9g
冷蔵で
4日間

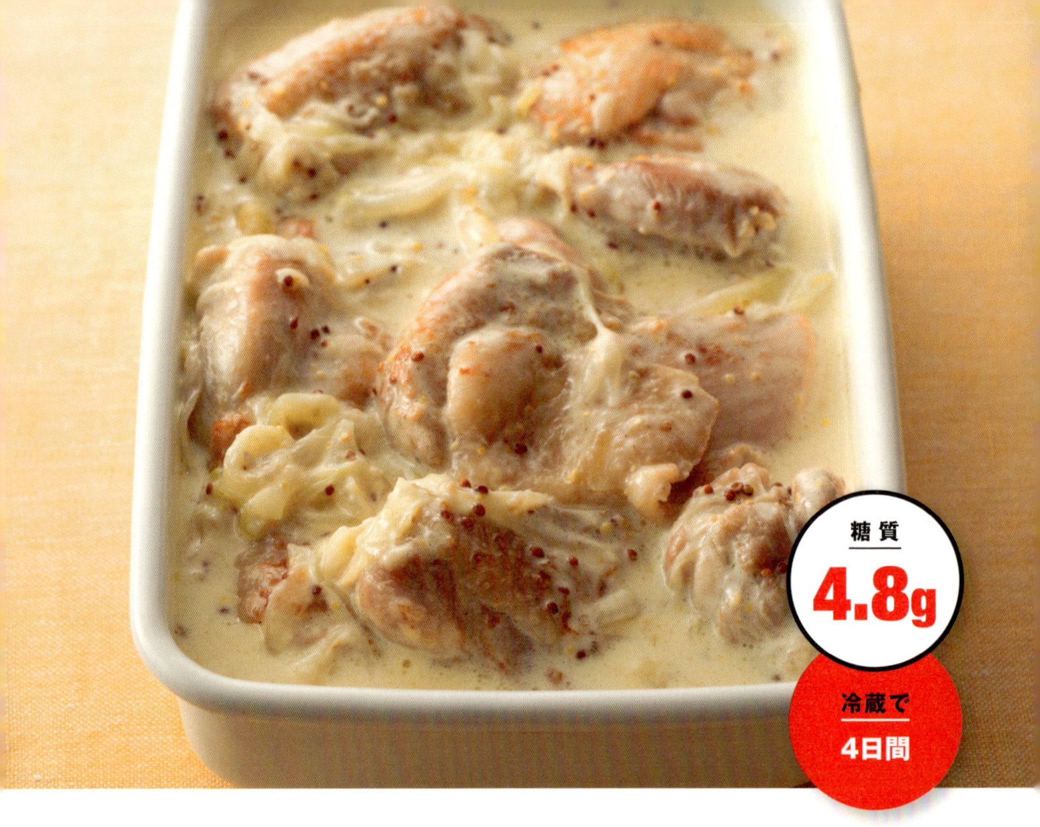

鶏肉の粒マスタードクリーム煮

生クリームは糖質オフの強い味方。
クリーミーな味わいが簡単に出せます。

材料（4人分）

鶏もも肉……3枚
玉ねぎ……2/3個
A 塩……小さじ1弱
　こしょう……少々
バター……15g
白ワイン……1/4カップ
水……2/3〜1カップ
B 牛乳……1/4カップ
　生クリーム……1/2カップ
　粒マスタード……大さじ1弱
塩、こしょう……各少々

作り方

1. 鶏肉は余分な脂と皮を除き、1枚を3〜4等分に切り、Aをふる。玉ねぎは薄切りにする。
2. フライパンにバターを中火で熱し、1の鶏肉の皮目を下にして入れ、両面に焼き色をつける。空いたところに玉ねぎを加えて全体に油が回るまで焦がさないように炒める。
3. 2に白ワイン、水を加えて一度煮立て、ふたをして弱火で8〜10分、鶏肉に火が通るまで煮る。Bを加えてひと煮立ちさせ、塩、こしょうで味をととのえる。

1人分　529kcal

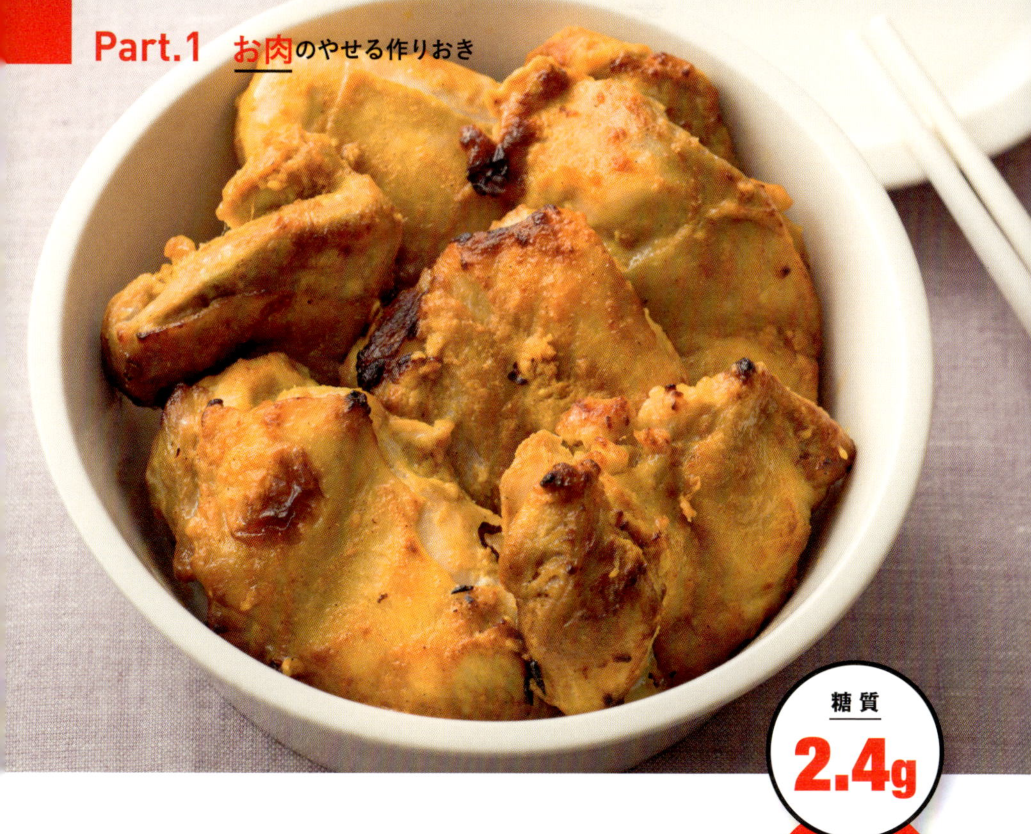

糖質
2.4g

冷蔵で
4日間

タンドリーチキン

スパイシーな香りが食欲をそそるひと皿。
お肉がやわらかく、食べごたえも満点です。

材料（作りやすい分量）

鶏もも肉……3枚

A
- プレーンヨーグルト……⅔カップ
- カレー粉……大さじ⅔〜1
- トマトケチャップ……大さじ1と½
- オリーブオイル……大さじ1と½
- 塩……小さじ1
- にんにく（すりおろし）……1かけ分

作り方

1. 鶏肉は余分な脂と皮を除き、1枚を2〜3等分の食べやすい大きさに切る。チャック付き保存袋に入れ、Aを加えて軽くもみ込み、冷蔵庫に入れて15分〜2時間漬ける。
2. オーブンの天板に油（分量外）を薄く塗ったアルミホイルを敷く。1の漬けだれを軽くふいて皮目を上にしてのせ、210℃に予熱したオーブンで軽く焼き色がつくまで25分ほど焼く。

⅙量　289kcal

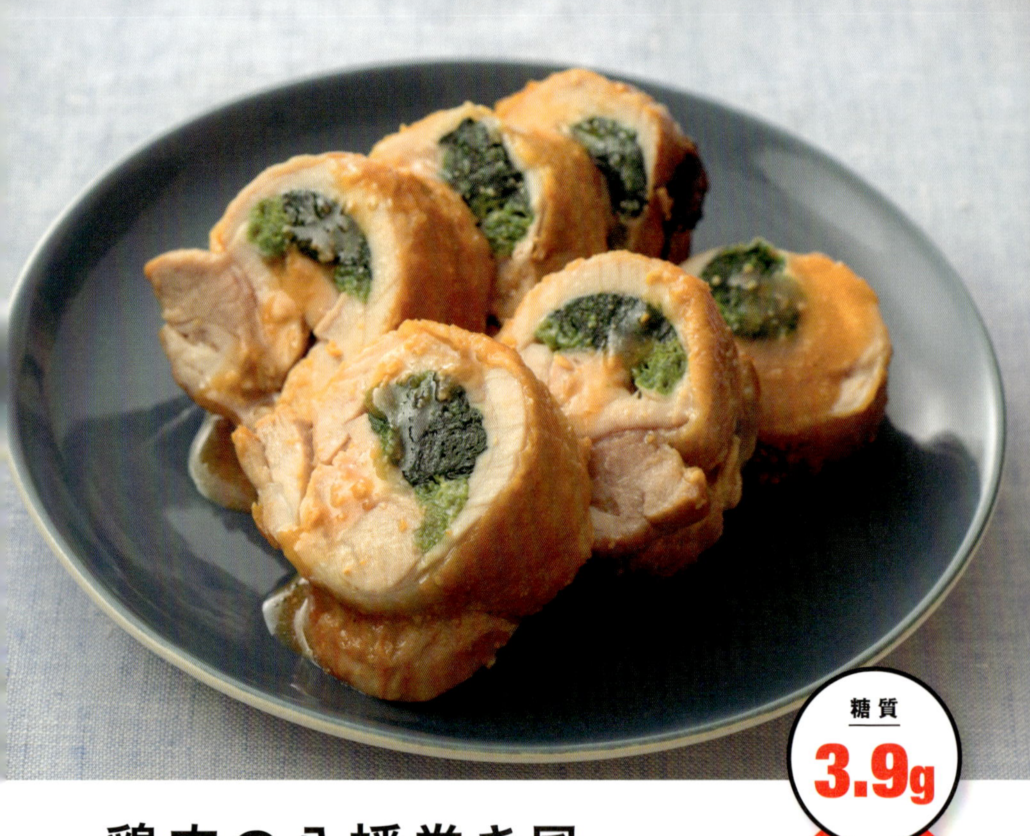

糖質
3.9g

冷蔵で
4日間

鶏肉の八幡巻き風

ほうれん草を巻いたボリュームのあるおかずです。

材料（4人分）

鶏もも肉……2枚
ほうれん草……4株（約½束）
サラダ油……大さじ1
A
焼酎……大さじ2
みそ……大さじ2
しょうゆ……大さじ½
みりん……大さじ1
水……大さじ1
しょうが（すりおろし）……小さじ1

作り方

1. 鶏肉は余分な脂と皮を除き、厚い部分に包丁を入れて平らに開く。熱湯でほうれん草は2〜3分ゆでる。ざるにあげてしっかりと水けを絞り、根元を切り落とす。
2. **1**の鶏肉の皮目を下にしてほうれん草をのせ、端からきっちりと巻く。巻終わりを爪楊枝で縫うように留めるか、たこ糸で全体をきつく縛って形を整える。
3. フライパンにサラダ油を中火で熱し、**2**を転がしながら焼き色をつける。ふたをして弱火で途中転がしながら8〜10分焼いて完全に火を通す。
4. **3**のフライパンの余分な脂をペーパータオルでふき、**A**を加えて中火で軽く煮つめて火を止める。冷めたら保存容器に移し、食べるときに切り分ける。

1人分　181kcal

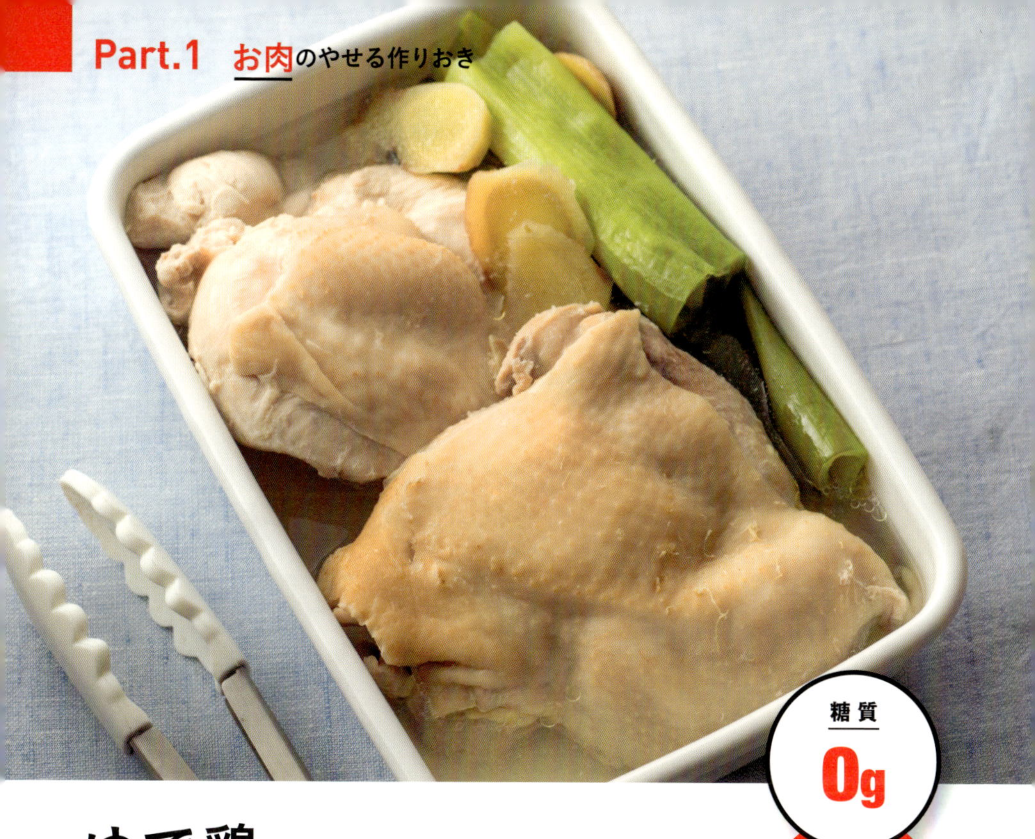

糖質
0g

冷蔵で
4～5日間

ゆで鶏

汁ごと保存すればしっとり感をキープできます。

材料（作りやすい分量）

鶏むね肉……1枚
鶏もも肉……1枚
A しょうが（薄切り）……4枚
長ねぎ（青い部分）……1本分
酒……大さじ2

作り方

1 鶏肉は余分な脂と皮を除き、厚い部分に包丁を入れて平らに開く。
2 鍋に1、鶏肉がかぶる程度の水、Aを加えて中火にかける。一度沸騰したら、ふたをしてごく弱火（ぐらぐらと泡が出ない程度）で10分ほど煮る。火を止めてそのまま冷まし、ゆで汁ごと保存容器に移す。

$\frac{1}{4}$量　235kcal

鶏肉とピーマンのカチャトーラ風

鶏肉と野菜を組み合わせたイタリアン風煮込み。
ピリっとした辛さとほどよい酸味が good!

材料（4人分）

鶏もも肉……2枚
ピーマン……4個
玉ねぎ……½個
マッシュルーム……4個
にんにく……1かけ
ブラックオリーブ（種なし）……8粒
塩、こしょう……各少々
オリーブオイル……大さじ2

A
- 赤唐辛子（種を除く）……1本分
- 白ワイン……大さじ2
- トマト水煮缶……1と½カップ（300g）
- 固形コンソメスープの素……½個

作り方

1. 鶏肉は余分な脂と皮を除き、1枚を4〜6等分の食べやすい大きさに切り、強めに塩、こしょうをふる。
2. ピーマンは縦4等分に切り、玉ねぎはくし形切りにする。マッシュルームは石づきを除き、薄切りにする。にんにくは薄切りにする。
3. フライパンにオリーブオイルを熱し、1を入れて強火〜中火で両面に焼き色をつける。2も加え、全体に油が回るまで2〜3分炒める。
4. 3にAを加えて一度煮立て、ふたをして弱火で肉に火が通るまで10分ほど煮る。途中5分ほどしたところでブラックオリーブを加える。火を止めて塩、こしょうで味をととのえる。

1人分　230kcal

これで糖質オフ！

ブラックオリーブは低糖質で、抗酸化作用のあるビタミンＥも豊富。そのまま食べたり、煮込みやサラダなどにもおすすめです。

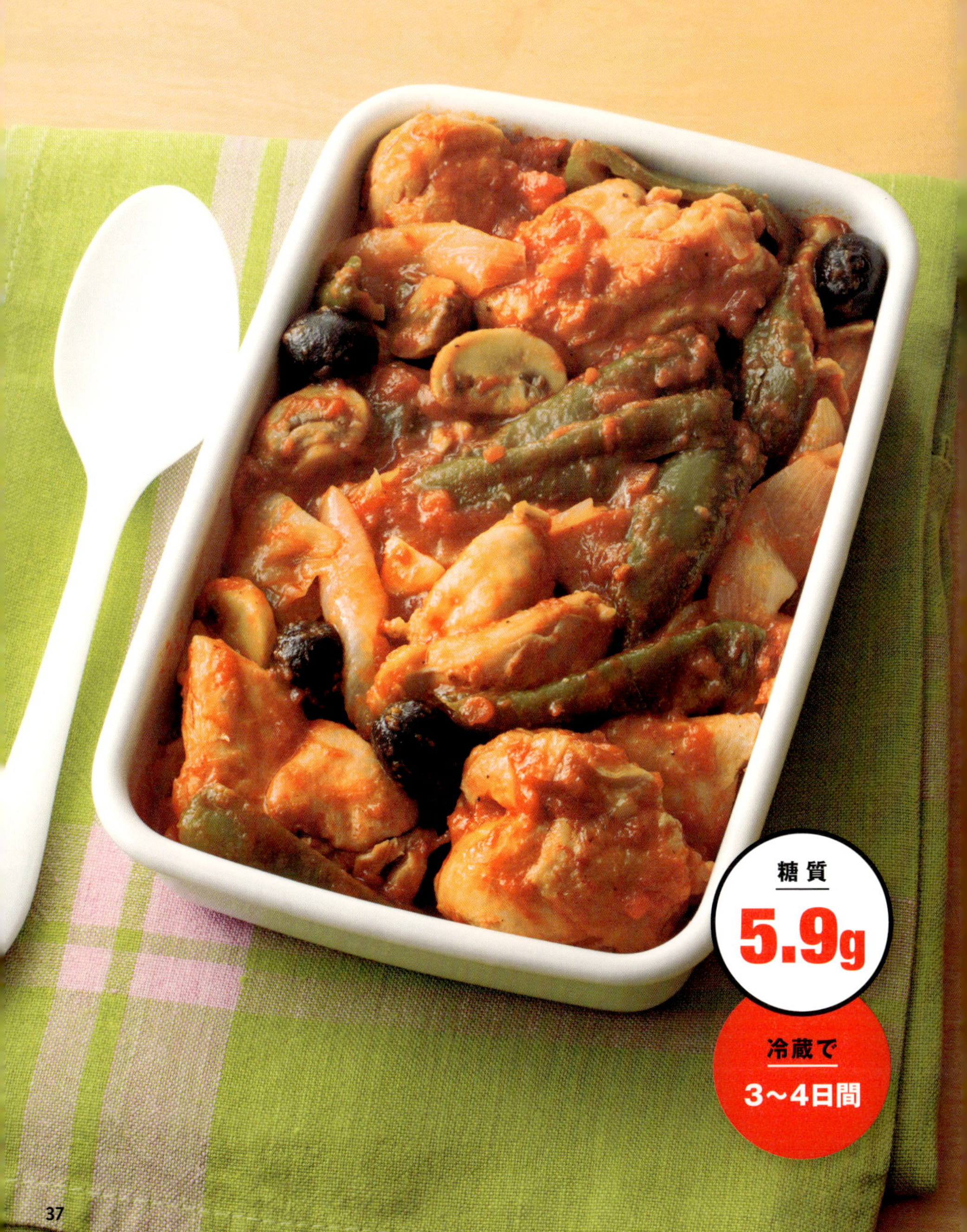

糖質
5.9g

冷蔵で
3〜4日間

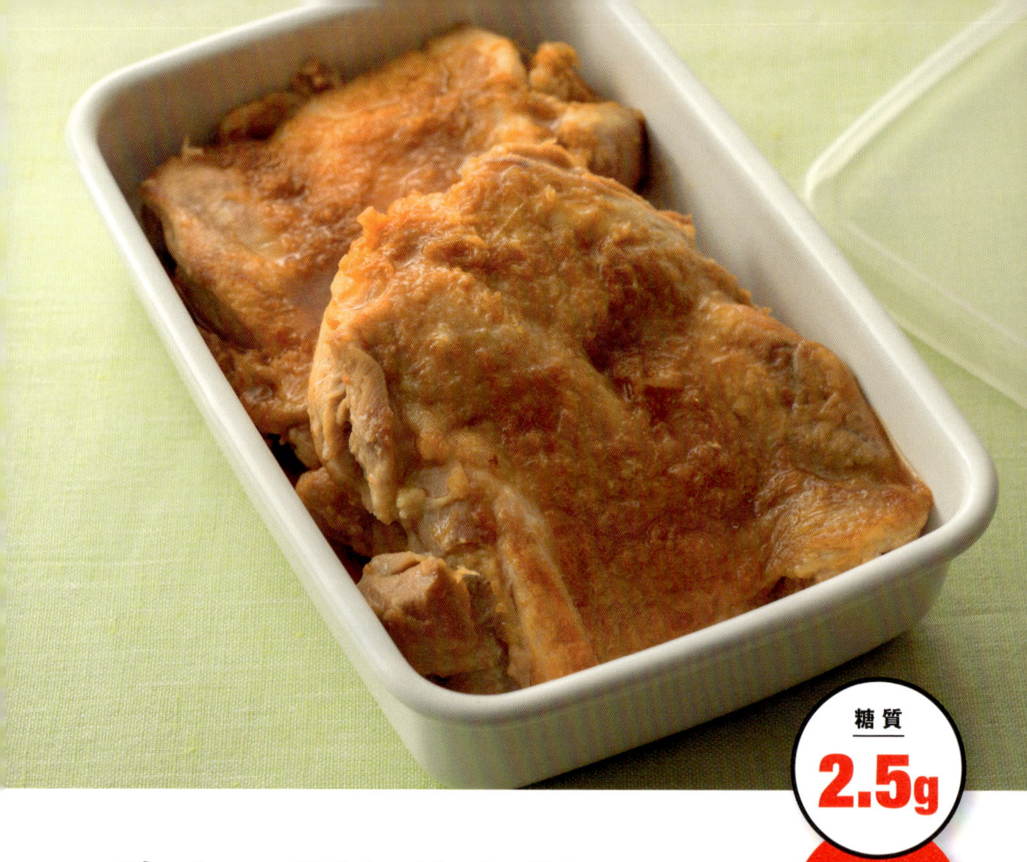

糖質
2.5g

冷蔵で
4日間

鶏肉の照り焼き風

甘味料をまったく使わないのにコクたっぷり！
これなら糖質オフ中でも安心して食べられます。

材料（4人分）

鶏もも肉……2枚
薄力粉……大さじ1
サラダ油……小さじ1
A しょうゆ……大さじ1と⅓
　白ワイン……大さじ2
　しょうが（すりおろし）
　　……小さじ1

作り方

1 鶏肉は余分な脂と皮を除き、厚い部分に包丁を入れて平らに開き、全体に薄力粉を薄くまぶす。
2 フライパンにサラダ油を中火で熱し、1の皮目を下にして入れ、焼き色がつくまで焼く。裏返して同様に焼き色をつけ、ふたをして弱火で5〜8分焼いて中まで火を通す。
3 2のフライパンの余分な脂をペーパータオルでふき、Aを加えて煮からめて火を止める。冷めたら保存容器に移し、食べるときに切り分ける。

1人分　140kcal

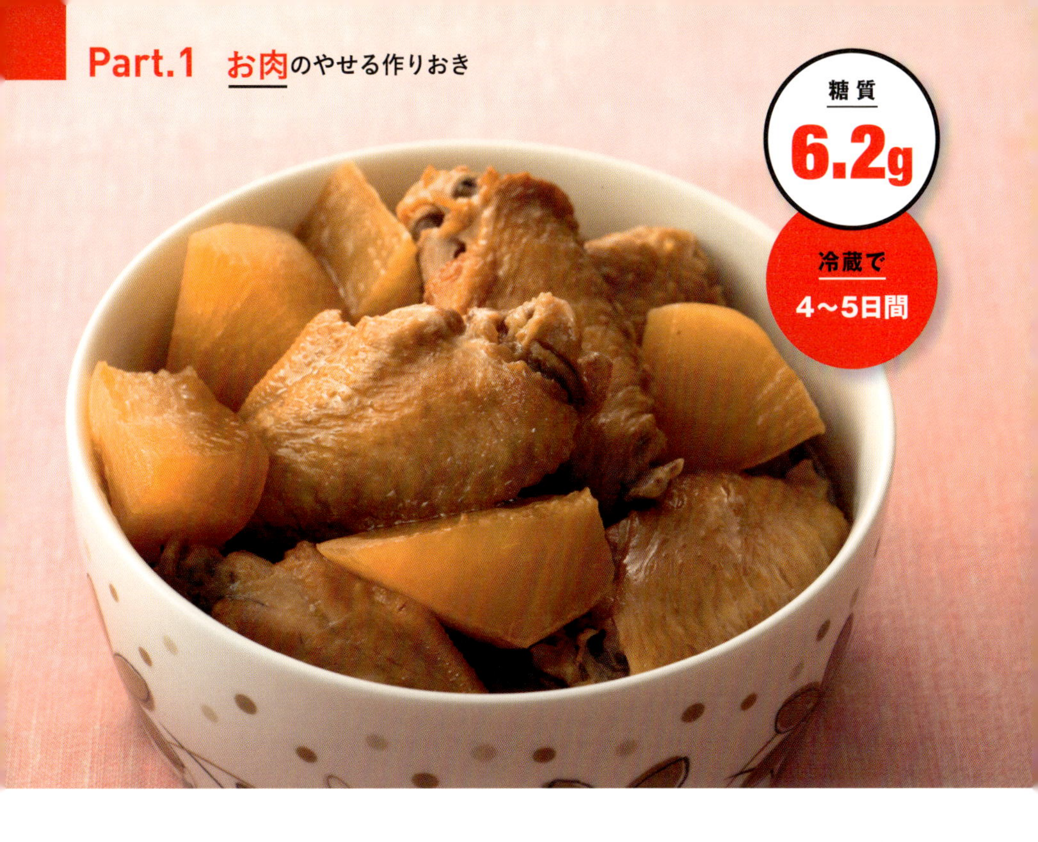

手羽先と大根のさっぱり煮

黒酢を使うと砂糖が少なめでもすっぱすぎず、コクが出てよりいっそうおいしくなります。

材料（4人分）

鶏手羽先……8本
大根……¼本
しょうが……1かけ
サラダ油……大さじ½

A
- だし汁……1と½～2カップ
- しょうゆ……大さじ2
- 焼酎……大さじ2
- 黒酢（なければ米酢）……大さじ2
- 砂糖……大さじ1

作り方

1. 大根は皮をむいて乱切りか、厚めのいちょう切りにする。しょうがは薄切りにする。鶏手羽先は関節で切り落とし、さっと洗ってペーパータオルで水けをふく。
2. 鍋にサラダ油を中火で熱し、1の鶏手羽先を入れて両面に焼き色がつくまで焼く。大根、しょうが、Aを加えて一度沸騰させ、ふたをして弱火で20～30分煮る。そのまま冷まして味をしみ込ませる。

1人分　176kcal

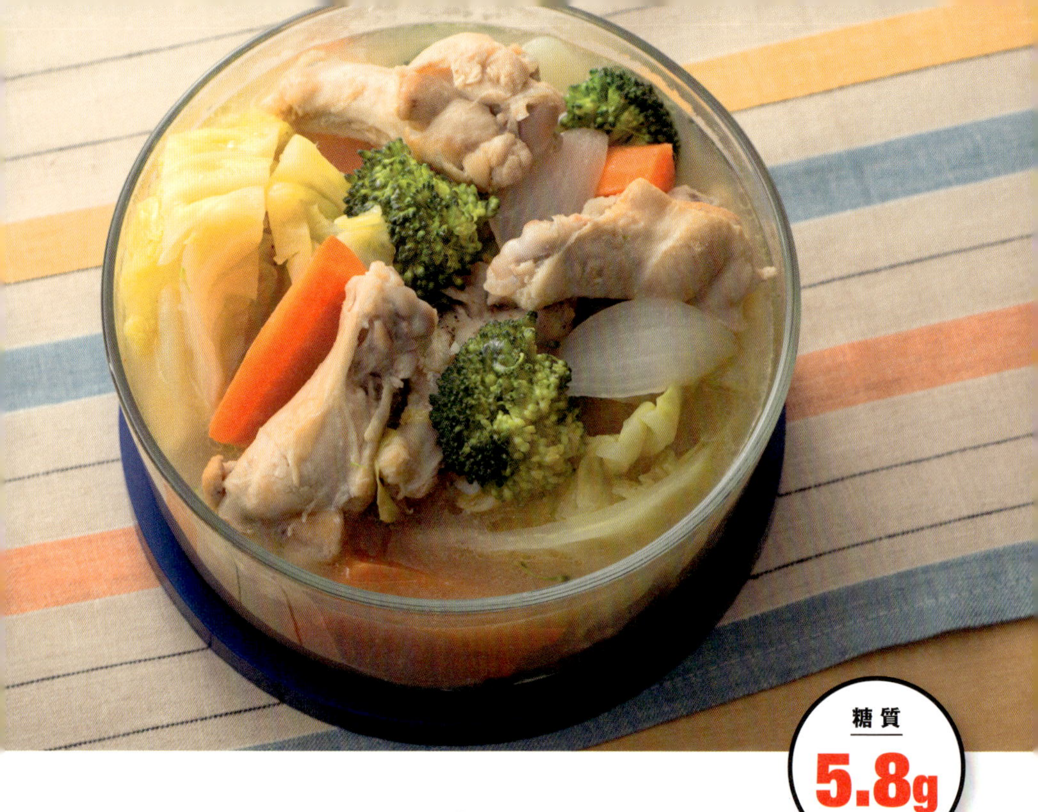

糖質
5.8g

冷蔵で
4～5日間

鶏手羽元のポトフ

素材のうまみが溶け出した腹持ちのよいひと皿。
骨つき肉は早食い防止にもおすすめです。

材料（作りやすい分量）

鶏手羽元……8本
キャベツ……1/6個
玉ねぎ……1/2個
にんじん……1/2本
セロリ……1/2本
ブロッコリー……6房（約1/3株）
塩、こしょう…各少々
オリーブオイル……大さじ1
パセリ……1枝
A
- 固形コンソメスープの素……1個
- 白ワイン……1/4カップ
- 水……4～5カップ
- 塩、こしょう（あれば粒こしょう）……各少々

作り方

1. 鶏手羽元はさっと洗ってペーパータオルで水けをふき、塩、こしょうをふる。
2. キャベツと玉ねぎはくし形切り、にんじんは縦2～3等分にして太さを1.5cm角に切る。セロリは筋を除いて5cm長さに切る。
3. 鍋にオリーブオイルを中火で熱し、1を入れて両面に焼き色をつけ、2も加えて2～3分炒める。全体に油が回ったら、A、パセリを加えて一度沸騰させ、ふたをして弱火で16～17分煮る。ブロッコリーも加えて3～4分煮て火を止める。

1/4量　195kcal

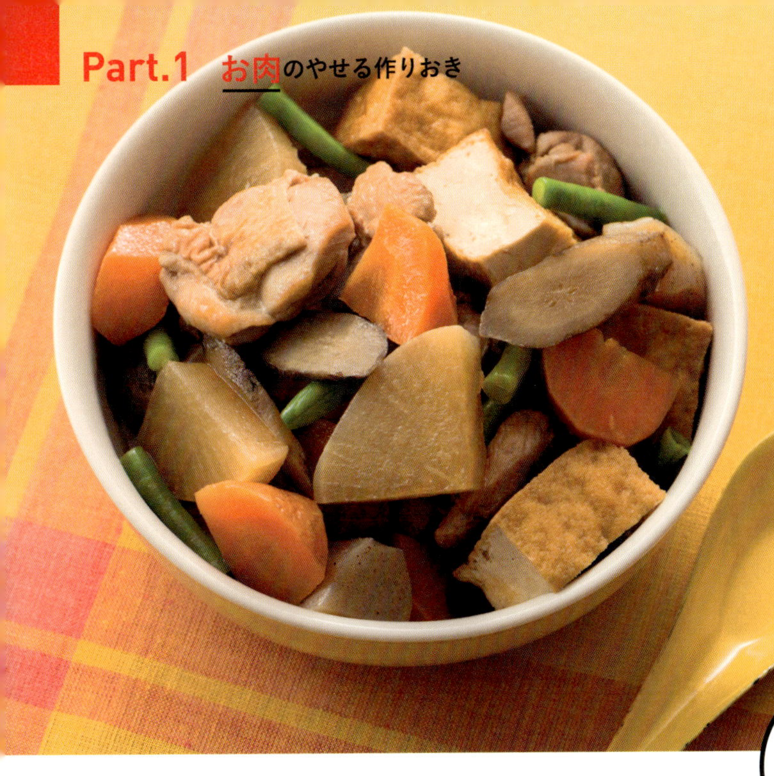

糖質
7.3g

冷蔵で
4~5日間

いり鶏風

根菜の煮ものは砂糖を控えめにして調味します。
低糖質の厚揚げを入れてボリュームアップ。

材料（作りやすい分量）

鶏もも肉……1枚
厚揚げ……200g
こんにゃく……50g
大根……5㎝
にんじん……1/3本
ごぼう……1/3本
さやいんげん……6本
ごま油……大さじ1
A だし汁……2カップ
しょうゆ……大さじ2
焼酎……大さじ2
砂糖……大さじ1

作り方

1 鶏肉は余分な皮と脂を除き、4㎝角に切る。
2 厚揚げは熱湯を回しかけて、1㎝厚さのやっこ切りにする。こんにゃくはスプーンでひと口大にちぎり、さっと下ゆでする。大根は1㎝厚さのいちょう切り、にんじんは乱切りにする。ごぼうはよく洗って皮をこそげ、斜め薄切りにする。さやいんげんは3~4等分に切る。
3 フライパンにごま油を中火で熱し、1を入れて炒め、肉の色が変わったら、2のさやいんげん以外を加えて2~3分炒める。全体に油が回ったらAを加え、一度沸騰させ、ふたをして弱めの中火~弱火で15分ほど煮る。2のさやいんげんを加え、5分ほど煮て火を止める。

1/4量 276kcal

牛肉の赤ワイン煮

**低糖質でポリフェノールを含む赤ワインで
牛肉をじっくり煮込んでコクのある味わいに。**

材料（作りやすい分量）

牛すねまたはバラかたまり肉
（またはシチュー用）……600〜700g
玉ねぎ……½個
にんじん……⅓本
塩、黒こしょう……各適量
バター……15ｇ
赤ワイン……2〜2と½カップ
トマト水煮缶……½カップ
ローリエ……1枚

作り方

1 牛肉は4〜5㎝角に切り、強めに塩、黒こしょうをふる。玉ねぎとにんじんは粗みじん切りにする。
2 鍋にバターを中火〜強火で熱し、1の牛肉を入れて両面に軽く焼き色をつける。1の野菜を加え、中火〜弱火で炒め合わせる。
3 野菜がしんなりとしてきたら赤ワインを加え、ふたをしないでアルコールを飛ばすように10分ほど煮る。トマト水煮、ローリエも加え、ふたをして弱火で40分〜1時間、牛肉がやわらかくなるまで煮る。塩で味をととのえて火を止め、冷めたら煮汁ごと保存容器に移す。

⅙量　491kcal

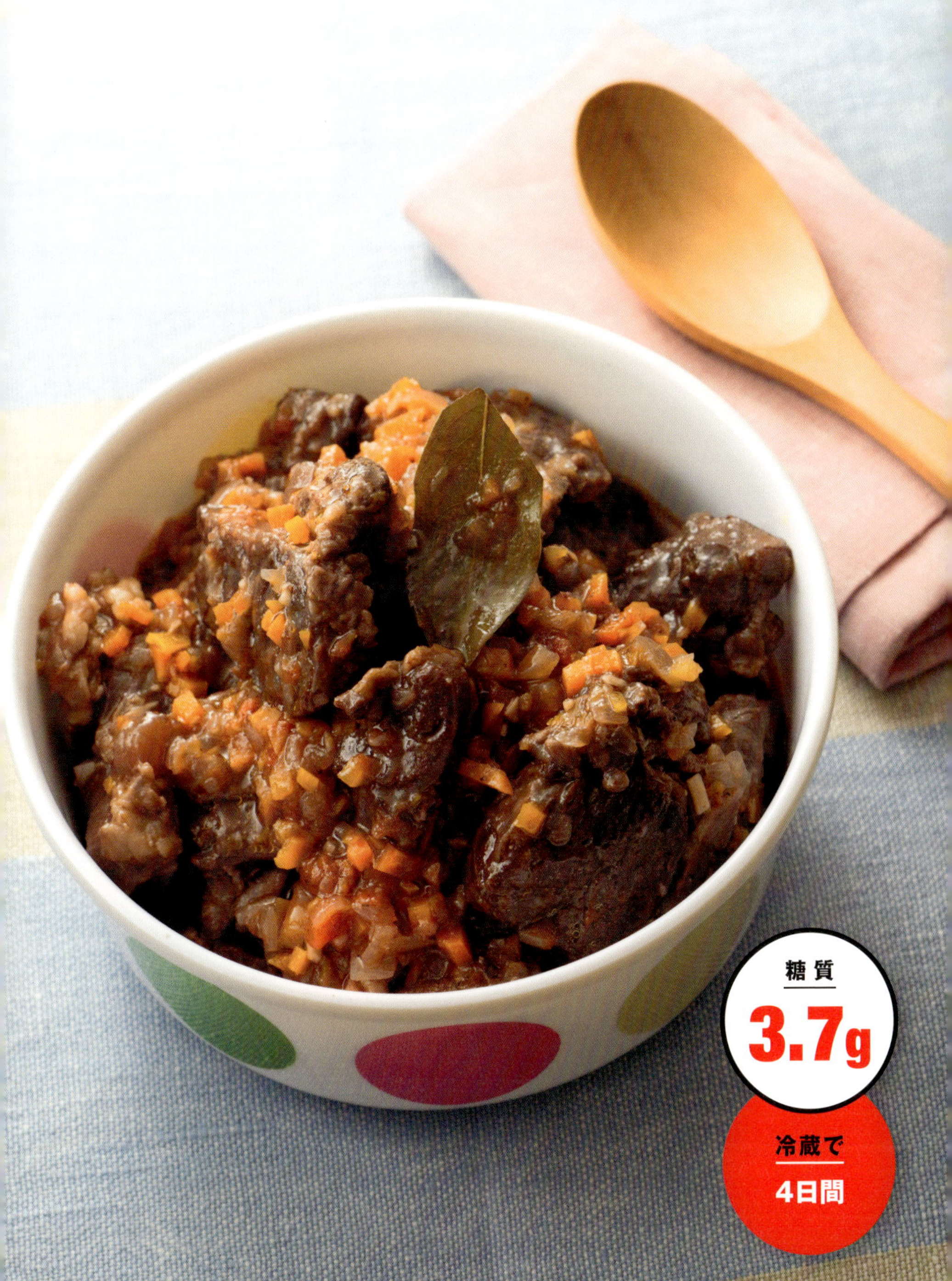
糖質
3.7g
冷蔵で
4日間

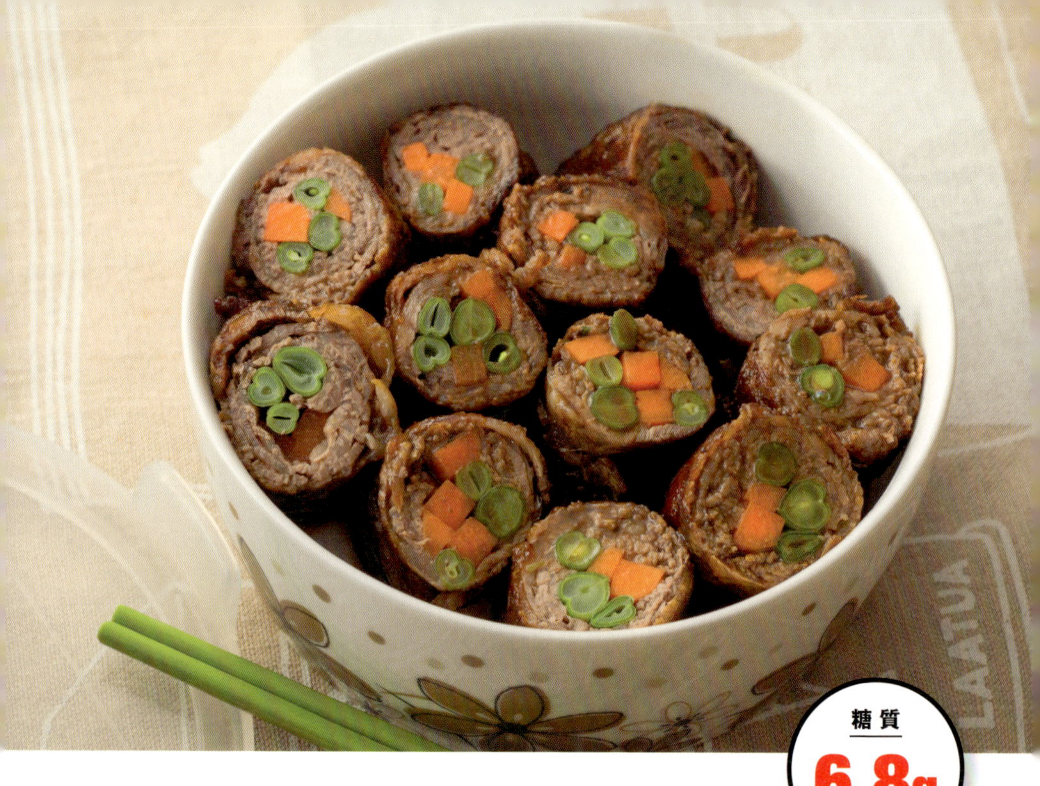

糖質
6.8g

野菜の牛肉巻き

冷蔵で
4日間

彩りがよく、野菜もたっぷりとれるおかず。
低糖質の白ワインで風味よく仕上げます。

材料 (4人分)

牛薄切り肉
(すき焼き用・もも、ロースなどの幅広いタイプ)
……350g
さやいんげん……8本
にんじん……½本
薄力粉……大さじ1
サラダ油……大さじ½
A しょうゆ……大さじ2
　みりん……大さじ1
　白ワイン……大さじ2

作り方

1 にんじんは牛肉の幅に合わせて1cm角の拍子木切りにする。熱湯で3分ほどゆでてざるにあげて冷ます。さやいんげんは同様にゆでて冷まし、牛肉の幅に合わせて切る。

2 牛肉を広げ、1を⅙量ずつ並べて手前からしっかりと巻き、巻き終わりを手で押さえる。全部で6本作り、全体に薄力粉を薄くまぶす。

3 フライパンにサラダ油を中火で熱し、2の巻き終わりを下にして入れ、転がしながら全面に焼き色をつけ、ふたをして弱火で5〜8分蒸し焼きにする。余分な脂をペーパータオルでふき、Aを加えて全体に煮からめる。冷めたら2〜3等分に切って保存容器に移す。

1人分　229kcal

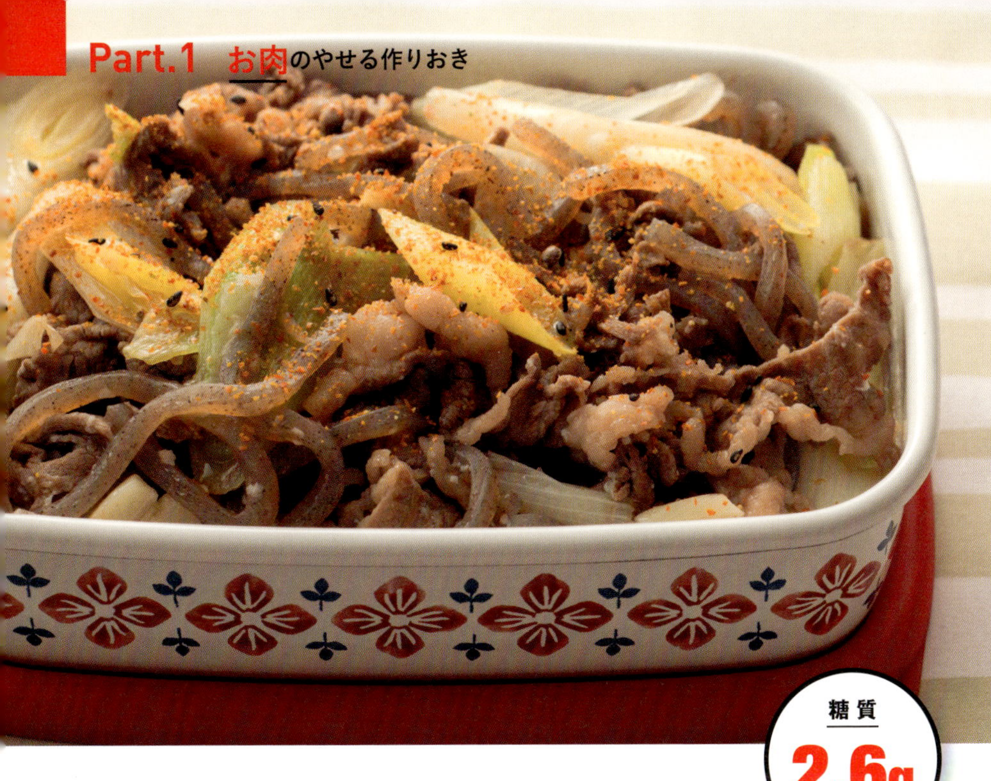

糖質
2.6g

冷蔵で
4日間

牛肉とこんにゃくの塩煮

食物繊維が豊富なこんにゃくを組み合わせて
よりヘルシーに。塩麹でうまみを引き出します。

材料 (4人分)

牛薄切り肉(または牛切り落とし肉)
……300g
突出しこんにゃく※……大1袋(200g)
長ねぎ……⅓本
にんにく……2かけ
しょうが……1かけ
ごま油……大さじ1と½
A 焼酎……大さじ1
塩……小さじ⅔〜1弱
塩麹……大さじ1
七味唐辛子……少々
※しらたきや板こんにゃくを薄く切ったものでもOK。

作り方

1 牛肉は食べやすい大きさに切る。こんにゃくは下ゆでして水けをきる。
2 長ねぎは厚めの斜め切りにする。にんにくは薄切り、しょうがはせん切りにする。
3 フライパンにごま油を中火で熱し、2を入れて焦がさないように2分ほど炒める。1のこんにゃくを加えて2〜3分炒め、牛肉も加えて肉に火が通るまで炒める。
4 3にAを加えて味をととのえ、仕上げに七味唐辛子をふって火を止める。

1人分　301kcal

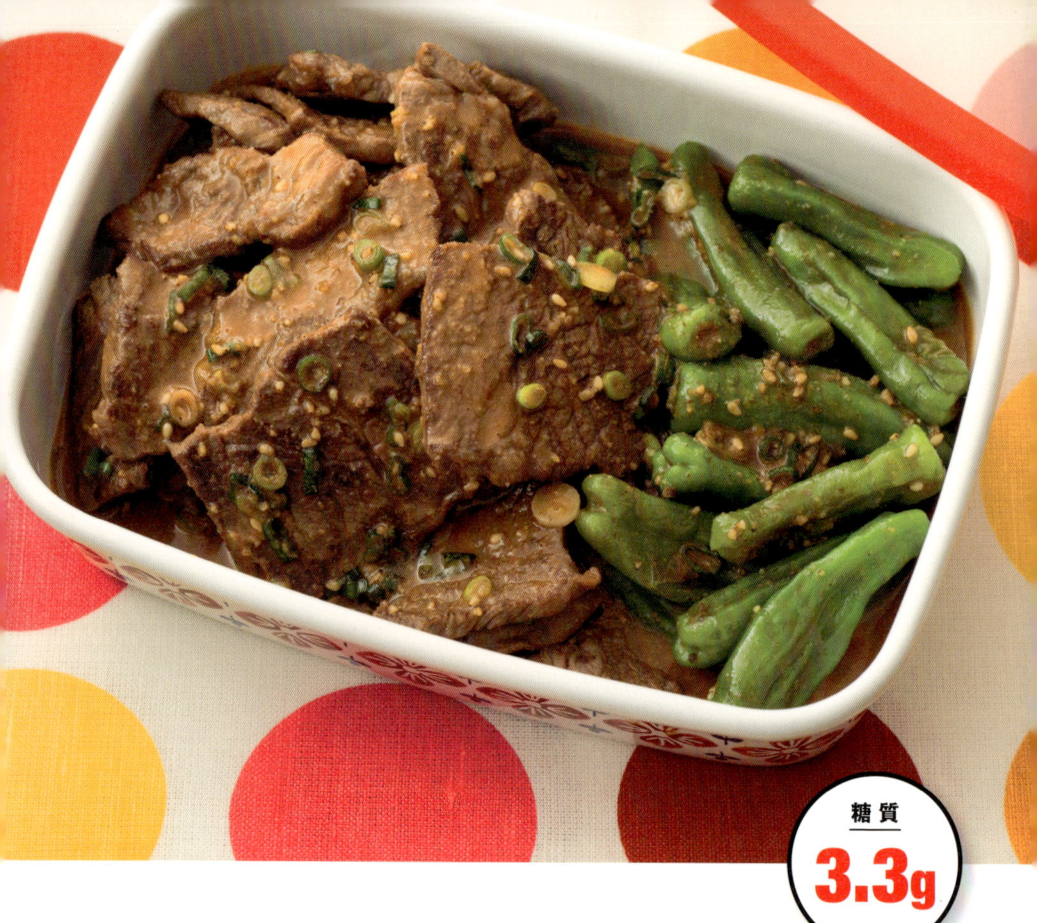

糖質
3.3g

冷蔵で
3〜4日間

焼き肉の漬け込み風

**ごまだれをたっぷりとからめた焼き肉。
一度食べたらクセになるほどのおいしさです。**

材料（4人分）

牛カルビ肉（焼き肉用）……350g
しし唐辛子……12本
ごま油……小さじ1

A
小ねぎ（小口切り）……大さじ2
すりごま（白）……大さじ2
ごま油……大さじ3
水……大さじ3
しょうゆ……大さじ1
酢……小さじ2
コチュジャン……小さじ2

作り方

1 しし唐辛子は包丁で2〜3カ所、切り込みを入れる。
2 ボウルにAを入れてよく混ぜ合わせる。
3 フライパンにごま油を中火で熱し、牛肉を入れて両面に焼き色をつける。同じフライパンに1を入れて2〜3分焼く。2に牛肉としし唐辛子を入れ、全体にからめてから、漬け汁ごと保存容器に移す。

1人分　534kcal

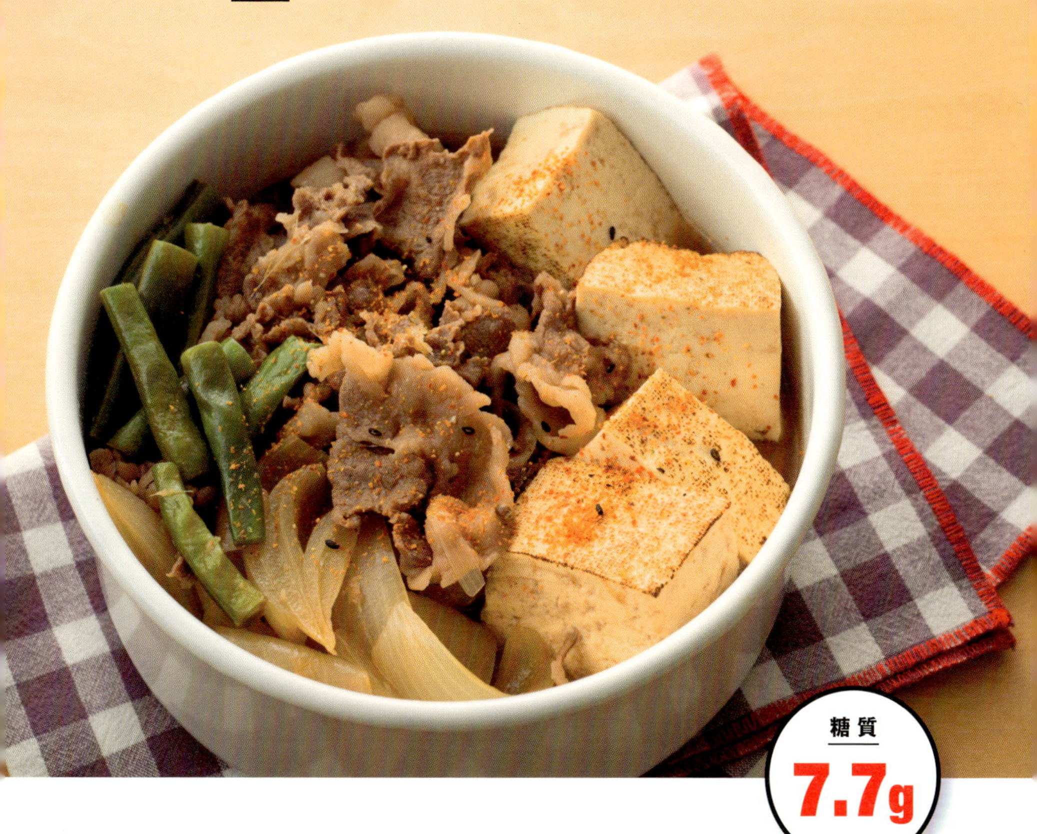

糖質 7.7g

冷蔵で 3～4日間

肉豆腐

たんぱく質がたっぷりとれる王道の作りおき。
焼き豆腐に牛肉のうまみがしみ込んでいます。

材料（4人分）

牛切り落とし肉……200ｇ
焼き豆腐……1丁（350～400ｇ）
玉ねぎ……1個
さやいんげん……4本
A
- だし汁……2カップ
- しょうゆ……大さじ3
- 焼酎……大さじ2
- 砂糖……小さじ2
- しょうが（すりおろし）……小さじ1

七味唐辛子……少々

作り方

1. 焼き豆腐は8等分のやっこ切りにする。玉ねぎはくし形切り、さやいんげんは3等分に切る。
2. 鍋にAを入れて中火にかけ、沸騰したらさやいんげん以外の1、牛肉を入れる。ふたをして弱火で10分ほど煮て、さやいんげんを加えてさらに4～5分煮る。火を止めて七味唐辛子をふる。

1人分　276kcal

煮込みミニハンバーグ

**ダイエット中でもこんなにジューシーなものが食べられます。
しょうゆを少量加えると味わいアップ！**

材 料（作りやすい分量・16個分）

合いびき肉……500g
玉ねぎ……½個
A 生おから……100g
卵……1個
塩……小さじ⅔
こしょう……少々
オリーブオイル……小さじ1
B 白ワイン……¼カップ
水……¼カップ
トマト水煮缶……1缶（400g）
しょうゆ……大さじ½
生クリーム……¼カップ
塩、こしょう……各少々

作り方

1 玉ねぎはみじん切りにする。ボウルにひき肉、玉ねぎ、**A**の材料をすべて入れてよく練り混ぜ、16等分の小判形にまとめる。

2 フライパンにオリーブオイルを中火で熱し、**1**を入れて両面に焼き色をつける。ふたをして5分ほど焼き、余分な脂はペーパータオルでふく。

3 **2**に**B**を加えて一度煮立て、弱火～中火でふたをしないで10分ほど煮込む。しょうゆ、生クリーム、塩、こしょうを加えて味をととのえて1～2分煮込み、火を止める。冷めたら煮汁ごと保存容器に移す。

¼量　422kcal

これで糖質オフ！

ハンバーグのつなぎはパン粉の代わりに低糖質の生おからを使用。煮込んでも口当たりがやわらかく、時間がたってもジューシーです。

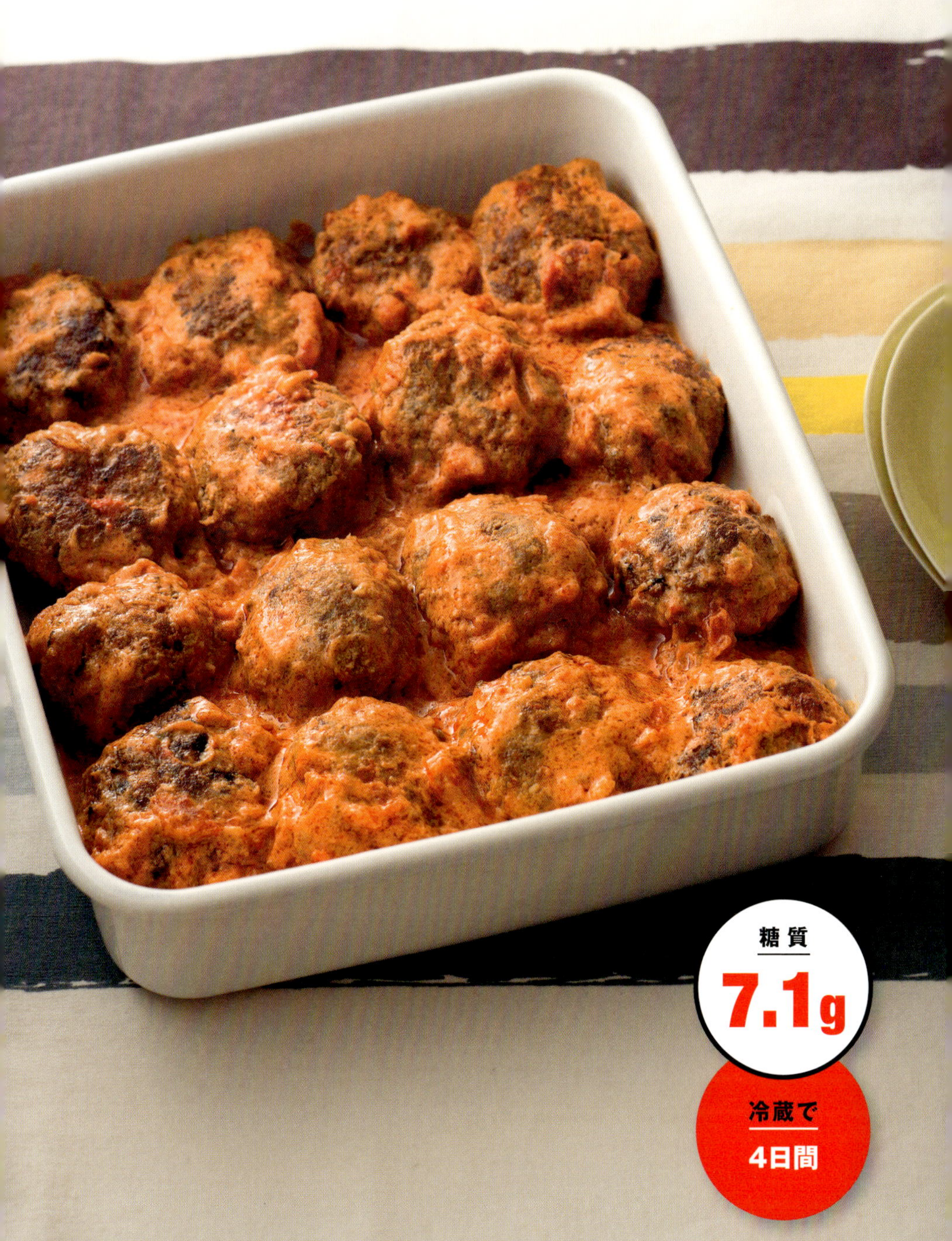

糖質
7.1g

冷蔵で
4日間

ロールキャベツのクリーム煮

牛乳より糖質量が低い生クリームを使用。
クリーミーで濃厚な味わいは絶品です。

材料（作りやすい分量・8個分）

合いびき肉……400g
キャベツ……2/3個（外葉から10〜16枚）
玉ねぎ……1/3個
A パン粉（乾燥）……大さじ4
卵……1個
塩……小さじ1/3
こしょう……少々
ベーコンスライス……8枚
バター……15g
B 白ワイン……大さじ3
水……2カップ
固形コンソメスープの素……1個
生クリーム……1/2カップ
塩、こしょう……各少々

作り方

1 キャベツは熱湯で2分ほどしんなりするまでゆでる。水にとり、芯の部分はめん棒などで軽くたたく。大きいものは1枚、小さいものは2枚1組にしておく。
2 玉ねぎはみじん切りにする。ボウルにひき肉、玉ねぎ、Aの材料をすべて入れてよく練り混ぜ、8等分して細めの俵型にまとめる。
3 1に2をおいてにきつく包み、周りをベーコンで巻き、巻き終わりを爪楊枝で留める。全部で8個作る。
4 3がきっちりと並ぶくらいの鍋かフライパンを用意し、バター10gを中火で熱して3を並べ入れる。全体を軽く焼いてBを加えて煮立て、落としぶたをして弱火で30分ほど、キャベツがやわらかくなるまで煮る（途中できれば一度裏返すとよい）。煮汁が煮つまってきたら水を少しずつ足す。
5 生クリーム、塩、こしょうを加えて全体がなじむまで2〜3分煮る。冷めたら煮汁ごと保存容器に移す。

1個分　263kcal

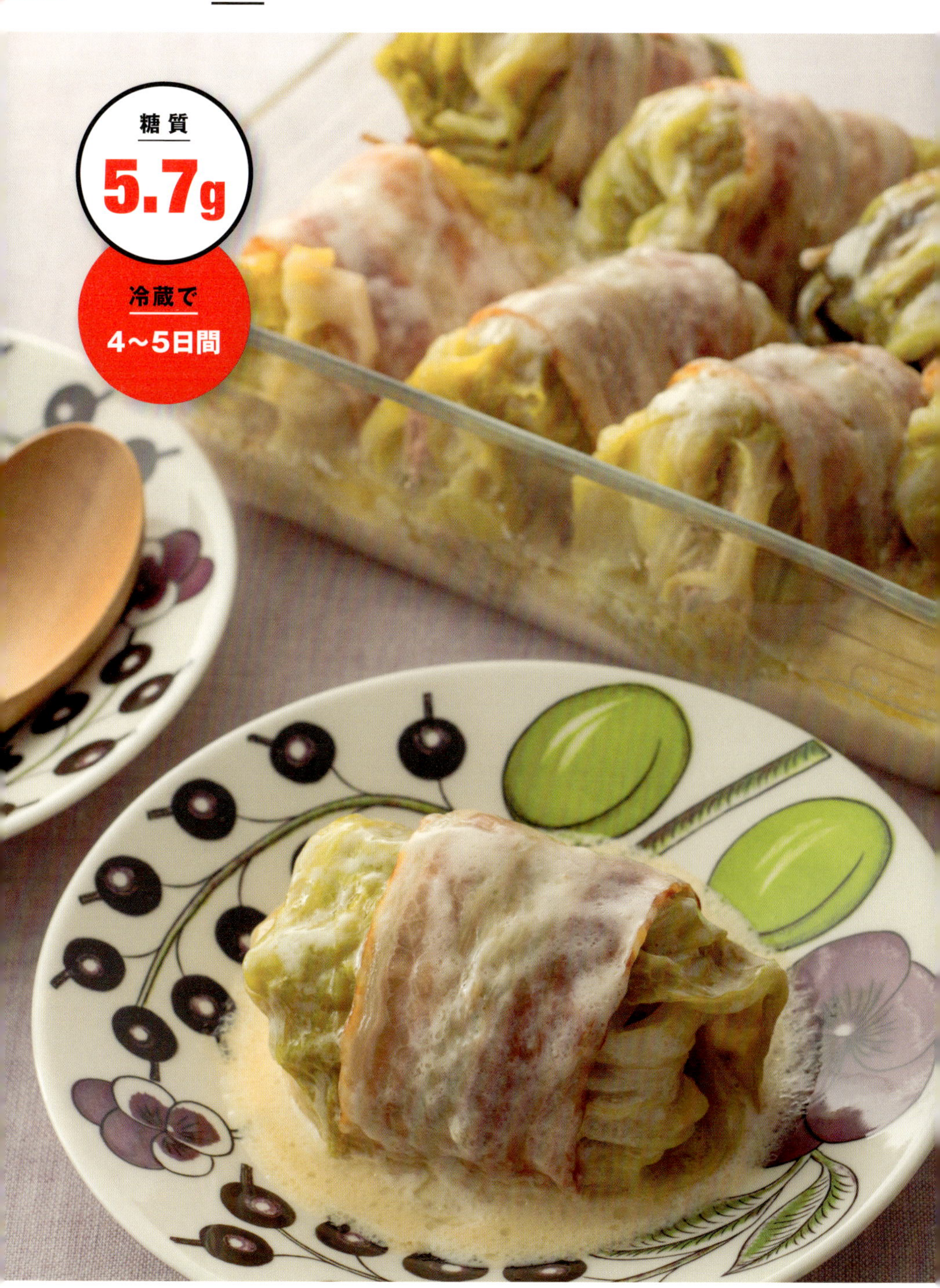
糖質
5.7g
冷蔵で
4~5日間

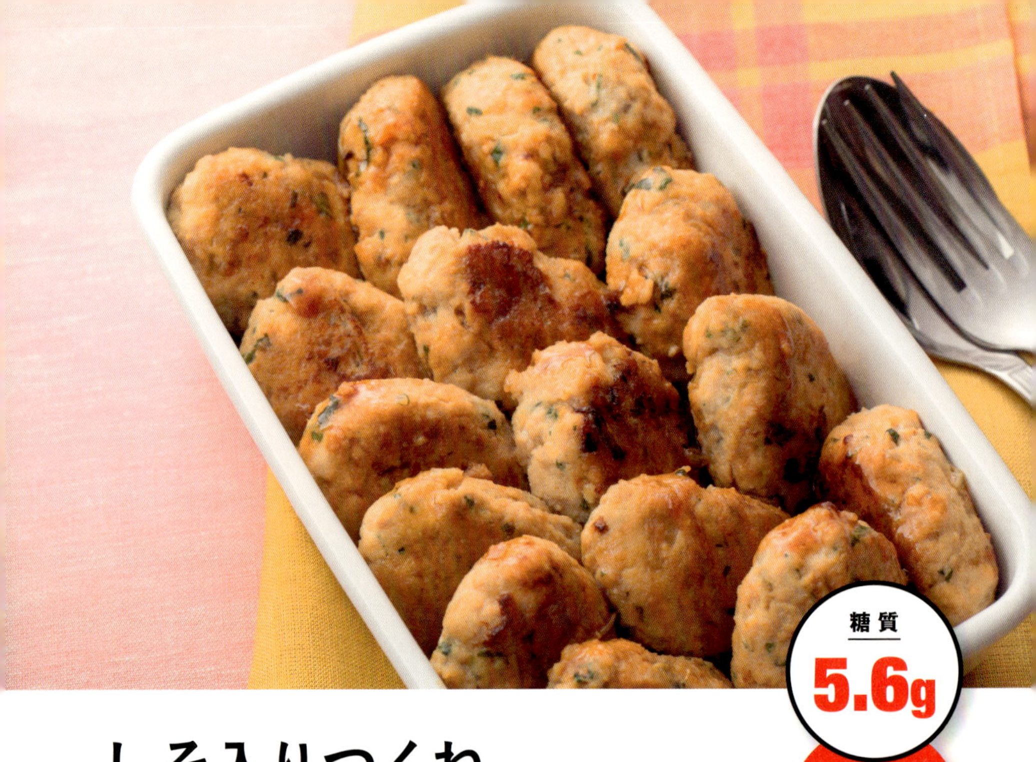

糖質
5.6g

しそ入りつくね

冷蔵で
4日間

青じそのさわやかな味わいが魅力です。

材料（作りやすい分量・12個分）

鶏ももひき肉……400g
玉ねぎ……¼個
青じそ……10枚
A
- 卵……½個
- 生おから……100g
- 焼酎……大さじ1
- しょうゆ……大さじ½
- しょうが（すりおろし）……小さじ1
- 片栗粉……大さじ1

サラダ油……小さじ2
B
- しょうゆ……大さじ2
- だし汁……大さじ2
- 砂糖……小さじ1

水溶き片栗粉
- 片栗粉……小さじ½
- 水……小さじ2

作り方

1 玉ねぎはみじん切り、青じそは軸を除いてせん切りにしてボウルに入れる。ひき肉、Aを加えてよく練り混ぜ、12等分の小判形にまとめる。

2 フライパンにサラダ油を中火～弱火で熱し、1を入れて両面に焼き色をつける。ふたをして6～8分ほど蒸し焼きにして中まで火を通し（途中上下を裏返すとよい）、いったん取り出す。

3 2のフライパンの余分な脂をペーパータオルでふく。混ぜ合わせたB、水溶き片栗粉を加え、とろりとする程度に煮つめる。2を戻し入れ、全体にたれをからめて火を止める。

¼量　253kcal

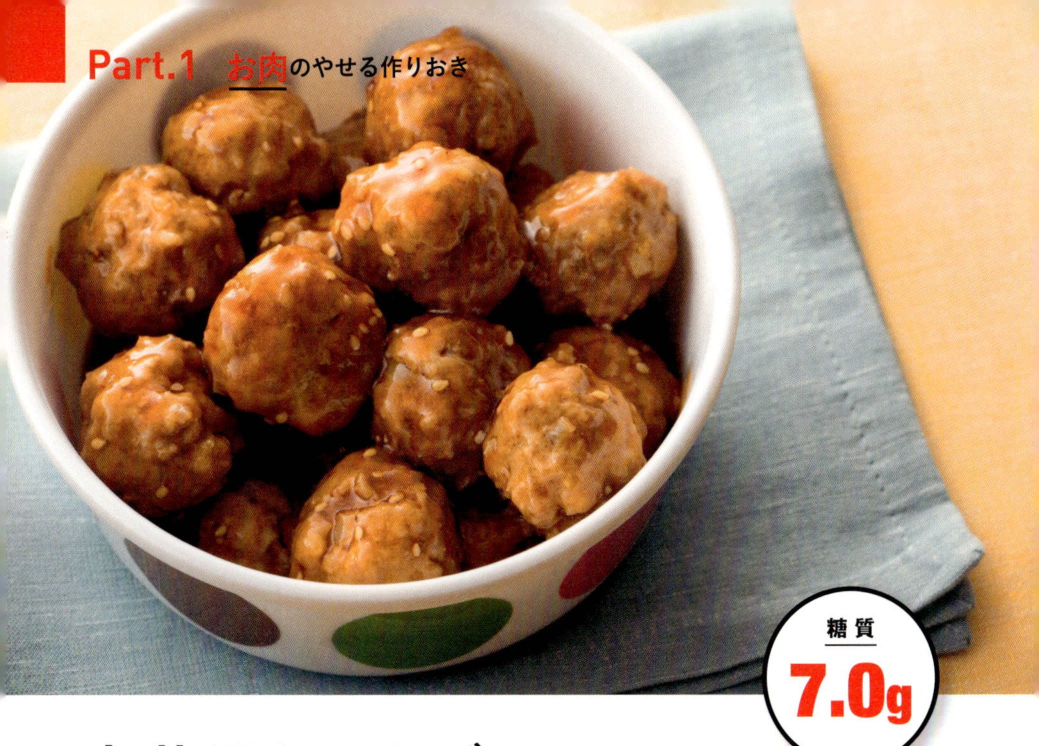

糖質 7.0g

冷蔵で 4日間

中華風ミートボール

甘酸っぱいあんもひと工夫すれば糖質オフに！

材 料（作りやすい分量・20個分）

豚ひき肉……400ｇ
玉ねぎ……¼個
A 卵……½個
パン粉（乾燥）……大さじ2
塩……小さじ⅓
しょうが（すりおろし）……小さじ1
ごま油……小さじ1
ごま油……大さじ1
B 水……⅓カップ
しょうゆ……大さじ2
酢……大さじ1と½
トマトケチャップ……大さじ½
砂糖……大さじ1
片栗粉……大さじ½
鶏ガラスープの素……小さじ¼
炒りごま（白）……小さじ1

作り方

1 玉ねぎは細かいみじん切りにしてボウルに入れる。ひき肉、Aを加えてよく練り混ぜ、20等分のボール状に丸める。
2 フライパンにごま油を熱し、1を入れてときどき転がしながらふたをして弱火～中火で5分ほど蒸し焼きにする。
3 2のフライパンの余分な脂をペーパータオルでふく。混ぜ合わせたBを加えて中火で煮立て、全体に煮からめる。仕上げに白ごまを加えてざっと混ぜ、火を止める。

¼量 307kcal

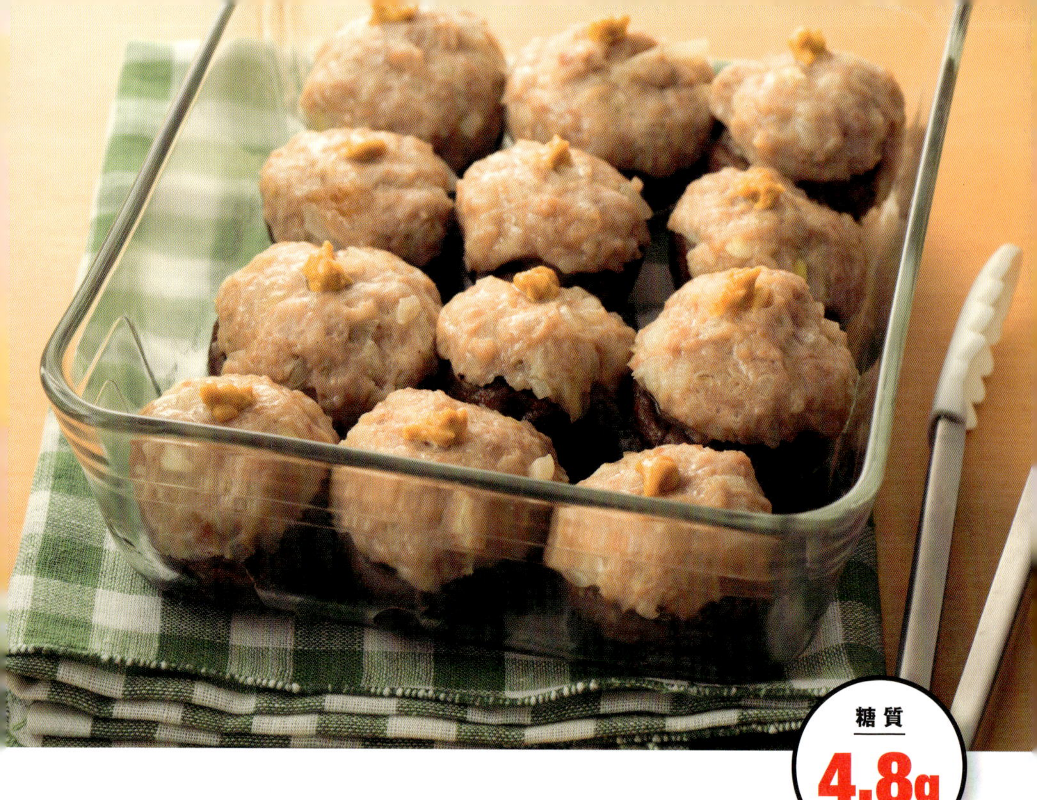

糖質
4.8g

冷蔵で
3〜4日間

しいたけシュウマイ

シュウマイの皮の代わりにしいたけを活用します。ボリュームはそのままでラクラク糖質オフ！

材料（作りやすい分量・12個分）

豚ひき肉……200ｇ
しいたけ……12個
玉ねぎ……¼個
ほたて水煮缶……小1缶（正味50ｇ）
A
- 焼酎……大さじ1
- しょうゆ……小さじ1
- ごま油……小さじ1
- 塩……小さじ¼
- こしょう……少々
- しょうが（すりおろし）……小さじ1
- 片栗粉……大さじ1

練り辛子、しょうゆ……各適量

作り方

1. しいたけは石づきを除き、ペーパータオルで汚れや水けをふく。玉ねぎはみじん切りにする。
2. ボウルに1の玉ねぎ、ひき肉、軽く汁けをきったほたて水煮、Aを入れてよく練り混ぜ、12等分にする。しいたけのかさの裏にこんもりと詰める。
3. オーブンシートに2を並べ、蒸気が上がった蒸し器に入れ、火が通るまで10分ほど蒸す。冷めたら保存容器に移し、練り辛子をのせる。食べるときにしょうゆをつける。

¼量　161kcal

Part.2

うまみたっぷりのおいしさに感動！

魚介のやせる作りおき

鮭や青魚、えび、いか、ツナ缶などは低糖質なうえ
たんぱくもとれる優秀食材。白ワインやマヨネーズ、
オリーブオイルなど、糖質の低い調味料を使って
うまみたっぷりの作りおきおかずとしていただきます。

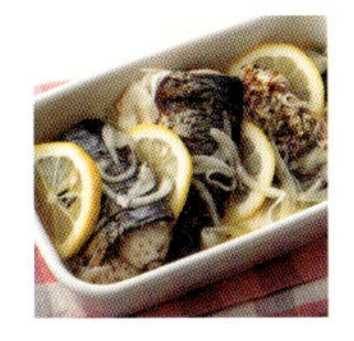
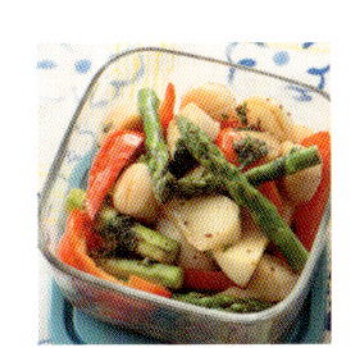
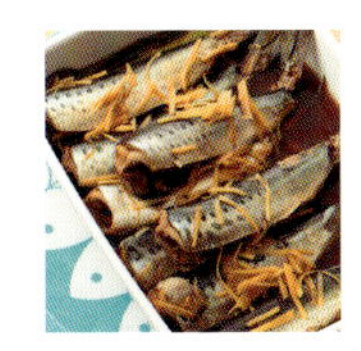

鮭とせん切り野菜の白ワイン蒸し ゆで卵マヨソース添え

白ワインで風味よく、ふっくらと蒸しあげた鮭が美味。ボリュームのあるタルタルソースをたっぷりとかけて。

材料（4人分）

生鮭（切り身）……4切れ
セロリ（茎の部分）……½本分
玉ねぎ……½個
にんじん……¼本
塩、こしょう……各適量
白ワイン……½カップ
ゆで卵マヨソース
- ゆで卵（固ゆで）……2個
- 玉ねぎ（みじん切り）……大さじ2
- マヨネーズ……大さじ3
- パセリ（みじん切り）……大さじ1
- レモン汁……大さじ1と½
- 塩、こしょう……各少々

作り方

1 鮭は強めに塩、こしょうをふる。セロリは筋を除き、玉ねぎ、にんじんとともにそれぞれをせん切りにする。

2 フライパンに1の野菜、鮭の順に並べ入れ、白ワインをふり入れる。中火にかけ、ふたをして5〜6分蒸し焼きにして火を通す。冷めたら蒸し汁ごと保存容器に移す。

3 ゆで卵マヨソースを作る。ゆで卵は殻をむいてみじん切りにしてボウルに入れ、残りの材料をすべて加えて混ぜ合わせる。小さめの保存容器に移し、食べる直前に2にかける。

1人分　228kcal

これで糖質オフ！

白ワインには利尿作用のあるカリウムのほか、酒石酸という有機酸が多く含まれていて、ダイエット効果を高めてくれます。

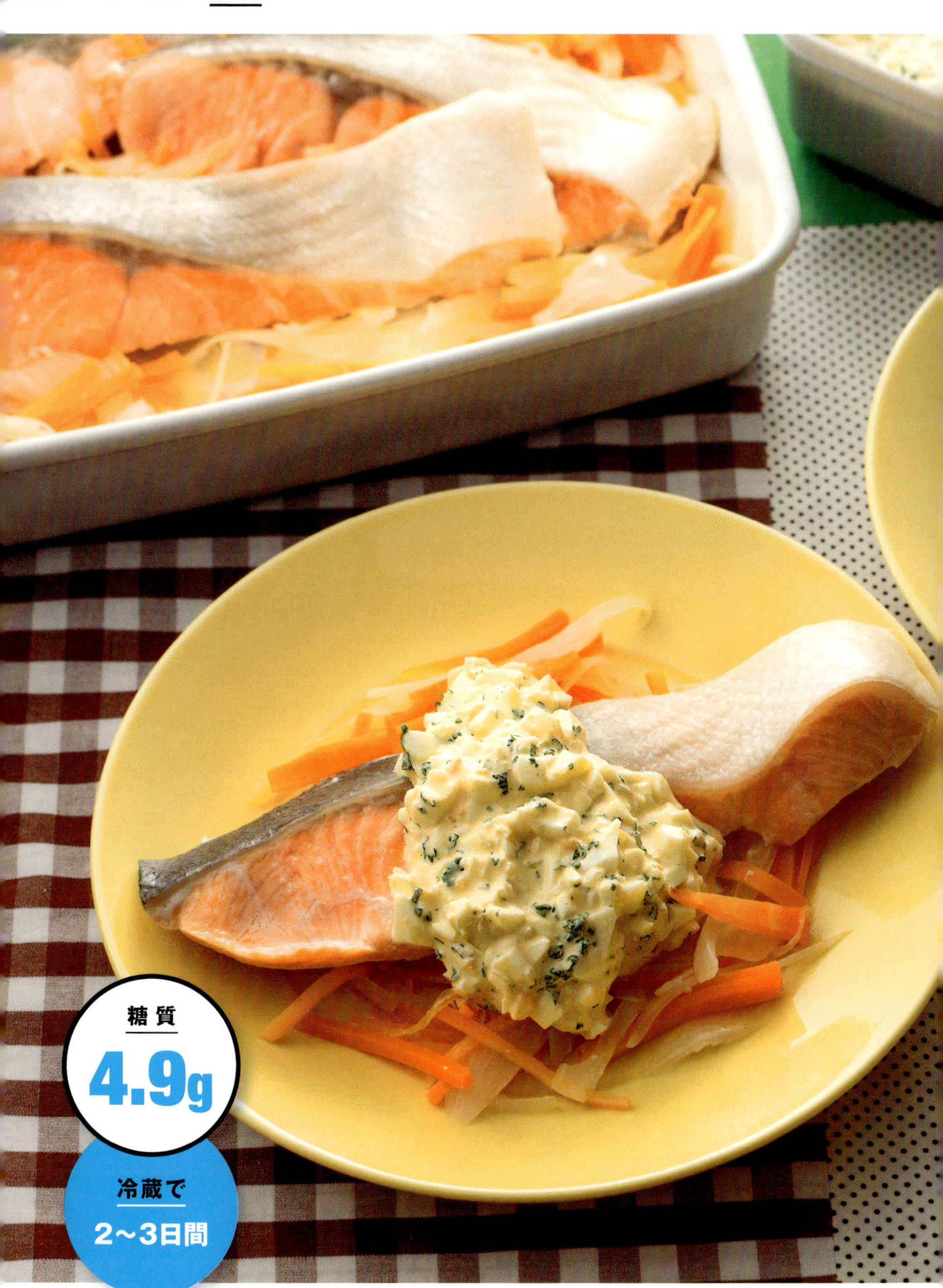
糖質
4.9g
冷蔵で
2～3日間

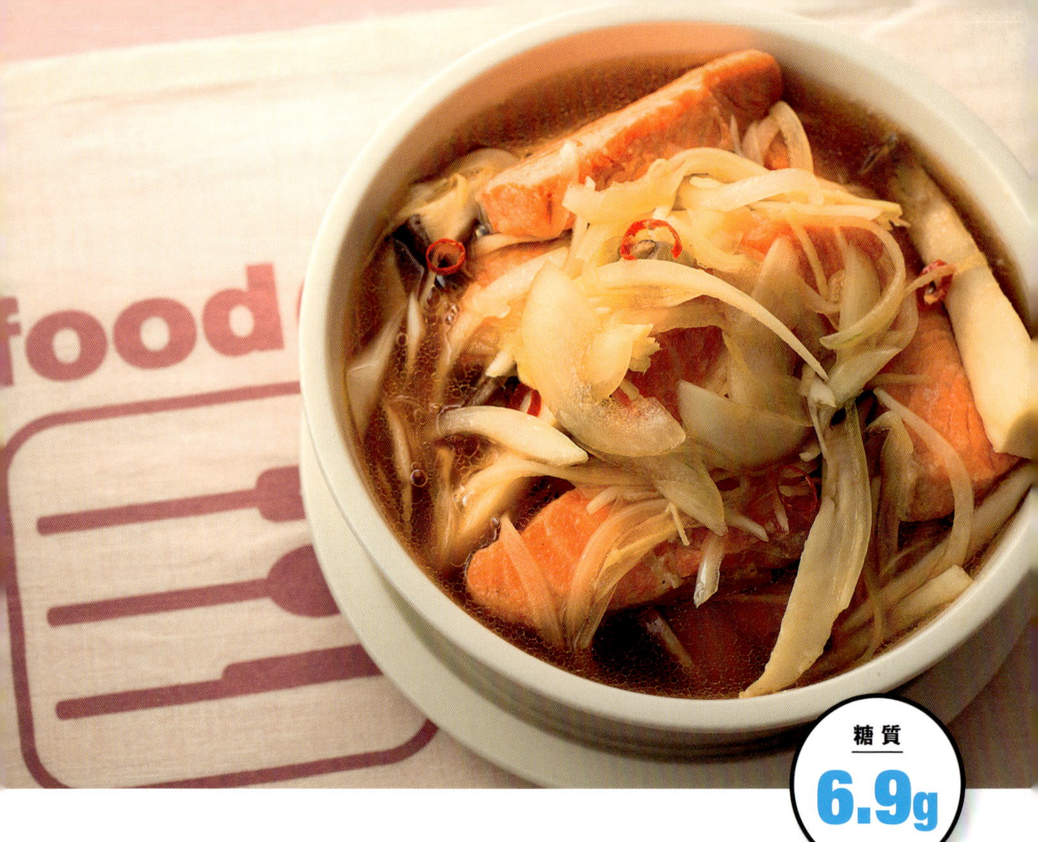

糖質
6.9g

鮭とエリンギの南蛮漬け

冷蔵で
3日間

お刺身用の鮭は骨がないので食べやすくて便利。
歯ごたえのあるエリンギには血糖値を下げる効果も！

材料（作りやすい分量）

生鮭（刺身用）……350ｇ
玉ねぎ……1個
エリンギ……4本
塩、こしょう……各少々
薄力粉……大さじ1
サラダ油……大さじ2
A
だし汁……1カップ
酢……大さじ4
しょうゆ……大さじ2
砂糖……大さじ1
塩……小さじ½
赤唐辛子（小口切り）……1本分
しょうが（せん切り）……5ｇ

作り方

1 鮭は食べやすい大きさに切り、塩、こしょう、薄力粉をまぶす。
2 玉ねぎはせん切りにし、水にさらして水けを絞る。エリンギは縦4等分に切る。
3 フライパンにサラダ油を中火で熱し、1、2のエリンギを入れて6～7分焼いて火を通す。2の玉ねぎも加えて10～20秒さっと炒め、Aを加えてすぐに保存容器に移して漬け込む。

⅙量　153kcal

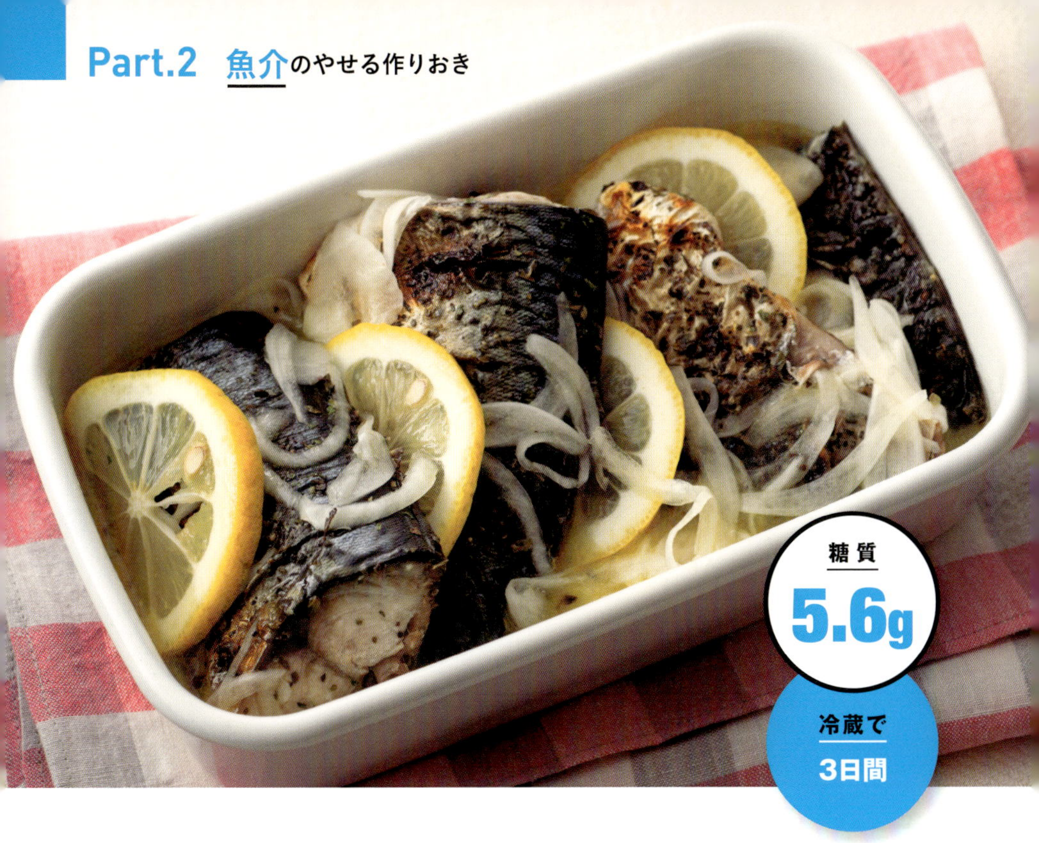

焼きさばのレモン風味マリネ

コレステロールや中性脂肪を下げる効果があるさば。
糖質も低く、ダイエットにおすすめです。

材料（4人分）

生さば……4切れ
玉ねぎ……½個
レモン（輪切り）……4枚
塩、こしょう……各少々
ドライハーブミックス……大さじ1
白ワイン……½カップ

A
- 固形コンソメスープの素……¼個
- オリーブオイル……大さじ2
- レモン汁……大さじ2
- 水……大さじ2
- 塩、黒こしょう……各少々

作り方

1. さばはペーパータオルで水けをふき、両面に塩、こしょう、ハーブミックスの順にまぶす。魚焼きグリルで両面に火が通るまで8分ほど焼く。
2. 玉ねぎは薄切りにする
3. 小鍋に白ワインを煮立ててアルコールを飛ばし、Aを加えて火を止め、2を加える。
4. 保存容器やバットに1を入れてレモンをのせ、3をかけて30分以上おく。

1人分　245kcal

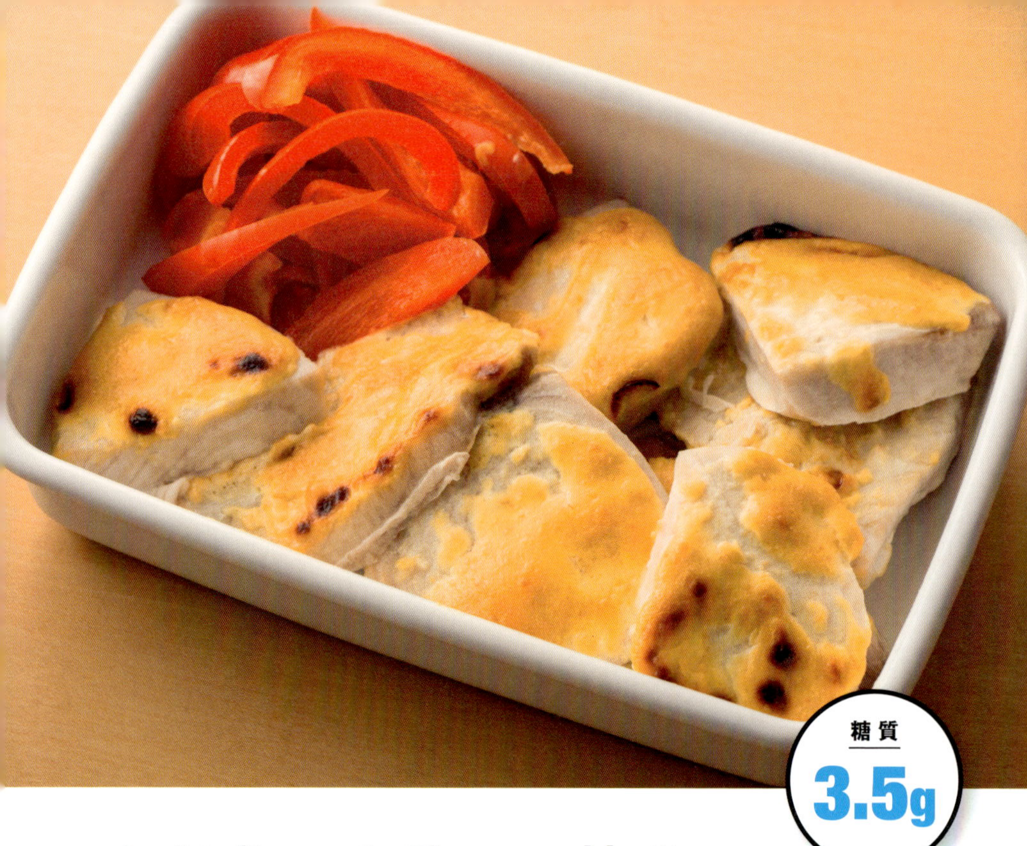

糖質
3.5g

かじきのみそマヨ焼き

冷蔵で
3日間

濃厚なみそマヨネーズをのせて焼くだけ。
食べるときはオーブントースターで軽く温めて。

材料（4人分）

かじきまぐろ（切り身）……4切れ
パプリカ（赤）……1個
白ワイン……大さじ1と½
A　みそ……大さじ2
　　マヨネーズ……大さじ2

作り方

1　かじきまぐろはペーパータオルで水けをふく。2〜3等分に切ってから、大きめに切ったアルミホイルにのせる。
2　パプリカは太めのせん切りにし、1のアルミホイルにのせる。
3　2に白ワインを上からふりかけ、混ぜ合わせたAをかじきまぐろにのせてアルミホイルで包む。オーブントースターで8〜10分、中に火が通るまで焼く（5分ほどしたらアルミホイルの上の部分を開き、焼き色をつける）。

1人分　180kcal

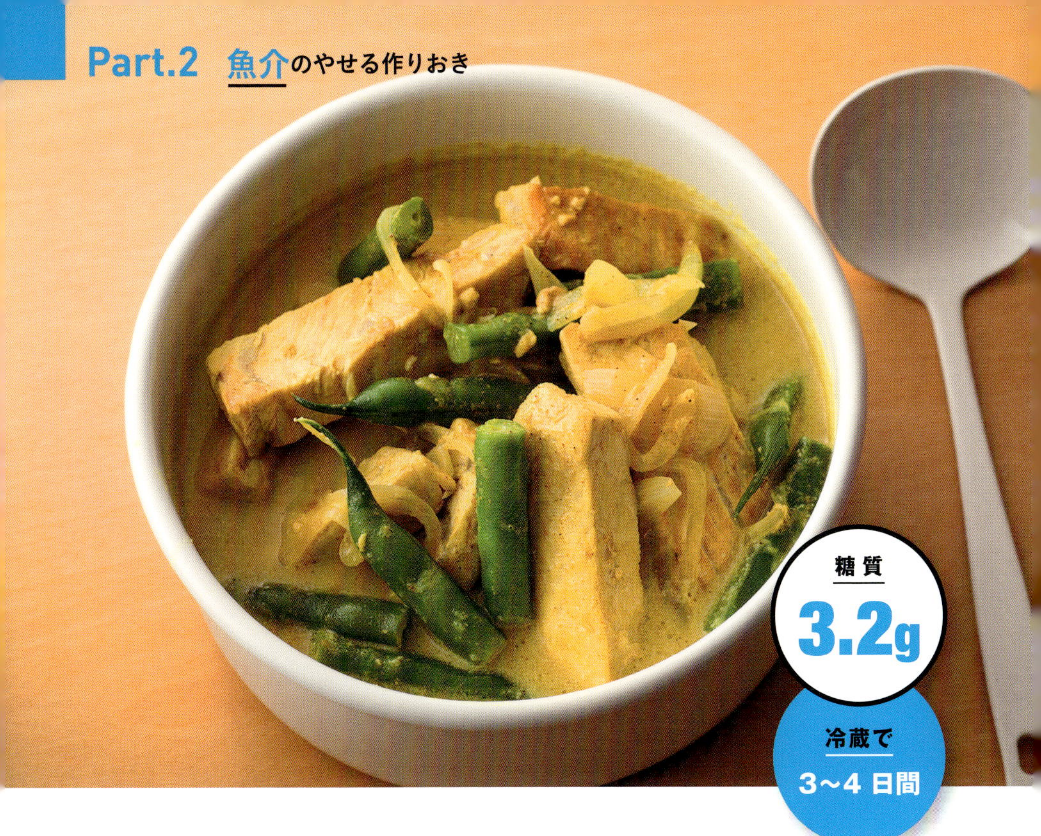

糖質 3.2g

冷蔵で 3〜4日間

かじきのココナッツカレー煮

低糖質なココナッツミルクですが甘みとコクが十分あり、
もの足りなさはまったく感じさせません。

材料（4人分）

かじきまぐろ（切り身）……4切れ
玉ねぎ……1/3個
さやいんげん……8〜10本
塩、こしょう……各少々
薄力粉……大さじ1/2
オリーブオイル……大さじ1と1/2
白ワイン……大さじ2
A 水……2/3カップ
カレー粉……小さじ2
ナンプラー……小さじ2
ココナッツミルク……1/2カップ

作り方

1 かじきまぐろは食べやすい大きさの棒状に切り、塩、こしょうをふって薄力粉を薄くまぶす。玉ねぎは薄切りにする。さやいんげんは3等分の長さに切る。

2 フライパンにオリーブオイルを中火で熱し、1のかじきまぐろと玉ねぎを入れて炒める。かじきまぐろの色が変わり、玉ねぎがしんなりしてきたら、白ワインを加えてアルコールを飛ばす。

3 2にAも加えて一度沸騰させ、さやいんげんを加えて弱火で5〜8分煮る。仕上げにココナッツミルクを加えて2〜3分煮て火を止め、冷めたら煮汁ごと保存容器に移す。

1人分　210kcal

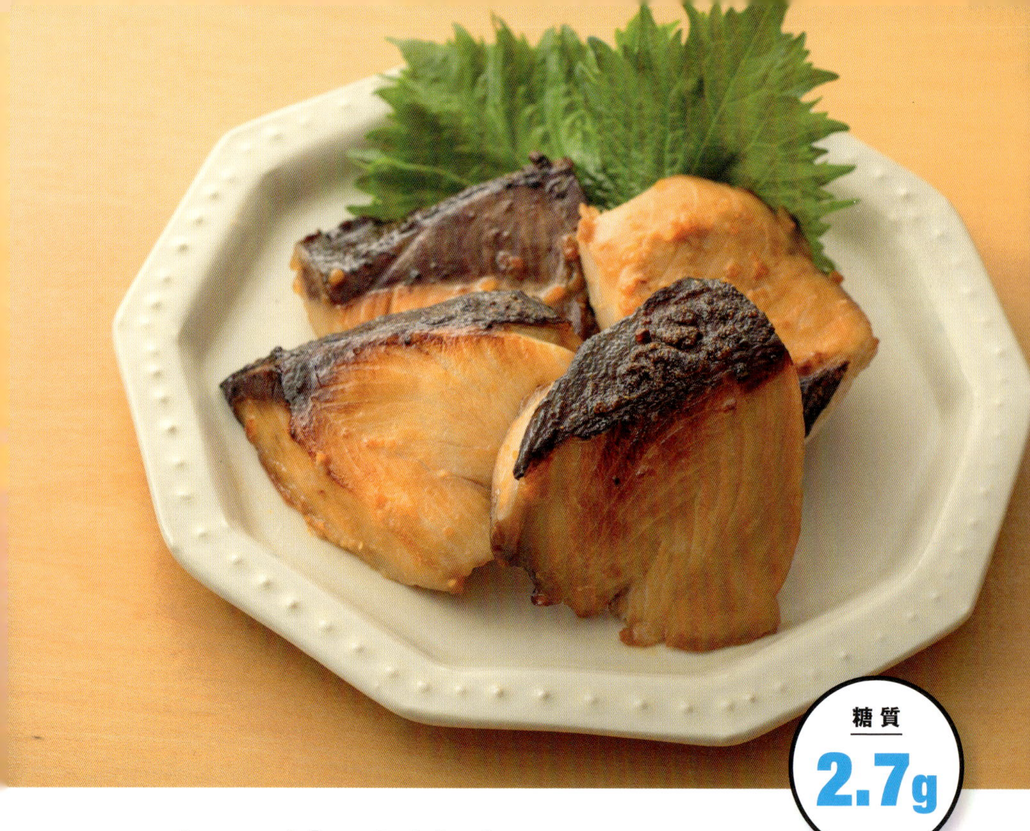

糖質
2.7g

冷蔵で
3〜4日間

ぶりの漬け焼き

塩麹のうまみでおいしさが倍増！
ぶりの代わりにかじきでもおすすめです。

材料（4人分）

ぶり（切り身）……4切れ

A
- 焼酎……大さじ2
- しょうゆ……大さじ1と½
- 塩麹……大さじ1と½

作り方

1 ぶりはペーパータオルで水けをよくふき、混ぜ合わせたAに30分〜2時間漬け込む。

2 1を魚焼きグリルで火が通るまで両面を4分ずつ焼く。

1人分　220kcal

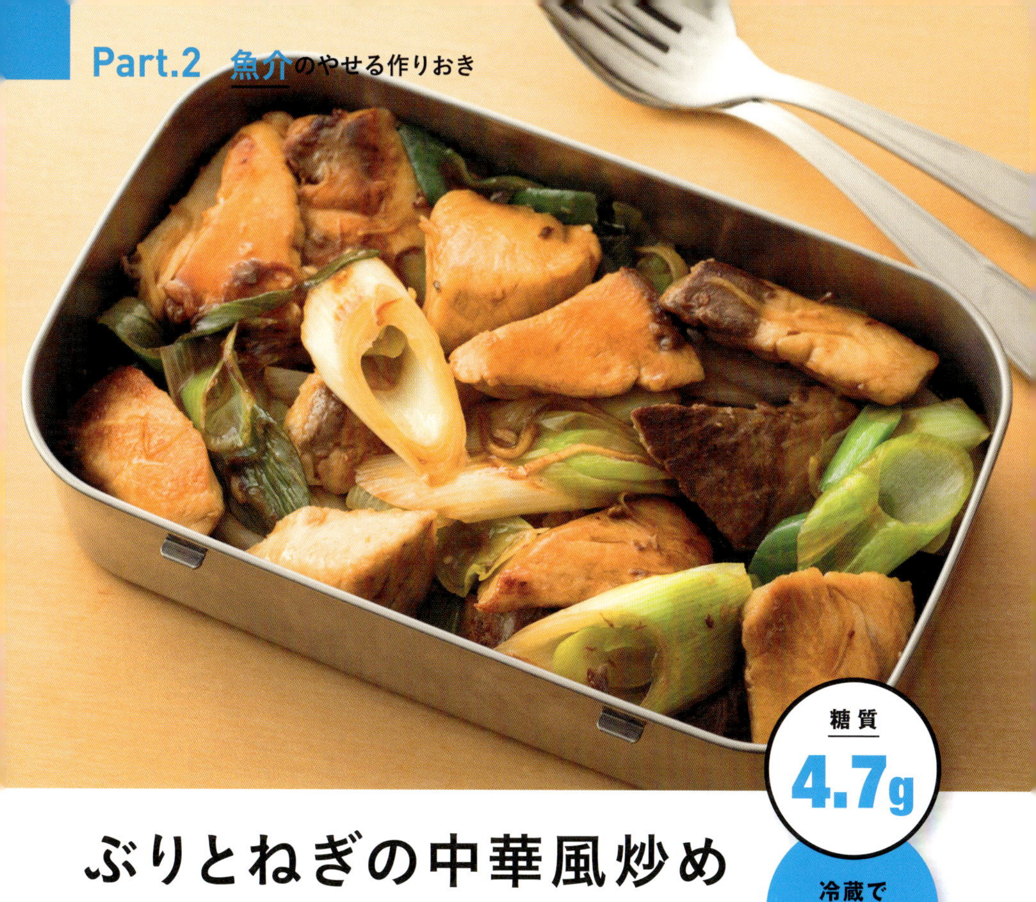

糖質 4.7g

冷蔵で 2〜3日間

ぶりとねぎの中華風炒め

オイスターソースは風味づけ程度なら
安心しておいしく食べられます。

材料（4人分）

ぶり（切り身）……4切れ
長ねぎ……1と½本
しょうが……1かけ
薄力粉……小さじ2
サラダ油……大さじ1
A
焼酎……大さじ2
水……大さじ2
オイスターソース……大さじ1と½
しょうゆ……少々

作り方

1 ぶりはペーパータオルで水けをよくふく。皮と骨を除いて斜め4等分の食べやすい大きさに切り、薄力粉をまぶす。長ねぎは斜め切り、しょうがはせん切りにする。

2 フライパンにサラダ油を中火で熱し、1のぶりを入れて炒める。両面に焼き色がついてきたら、長ねぎとしょうがを加え、4〜5分炒める。

3 2に混ぜ合わせたAを加えて中火で煮立て、軽く煮つめながら全体に味を煮からめる。味が薄いようであればしょうゆ少々〜小さじ1で調節して火を止める。

1人分　208kcal

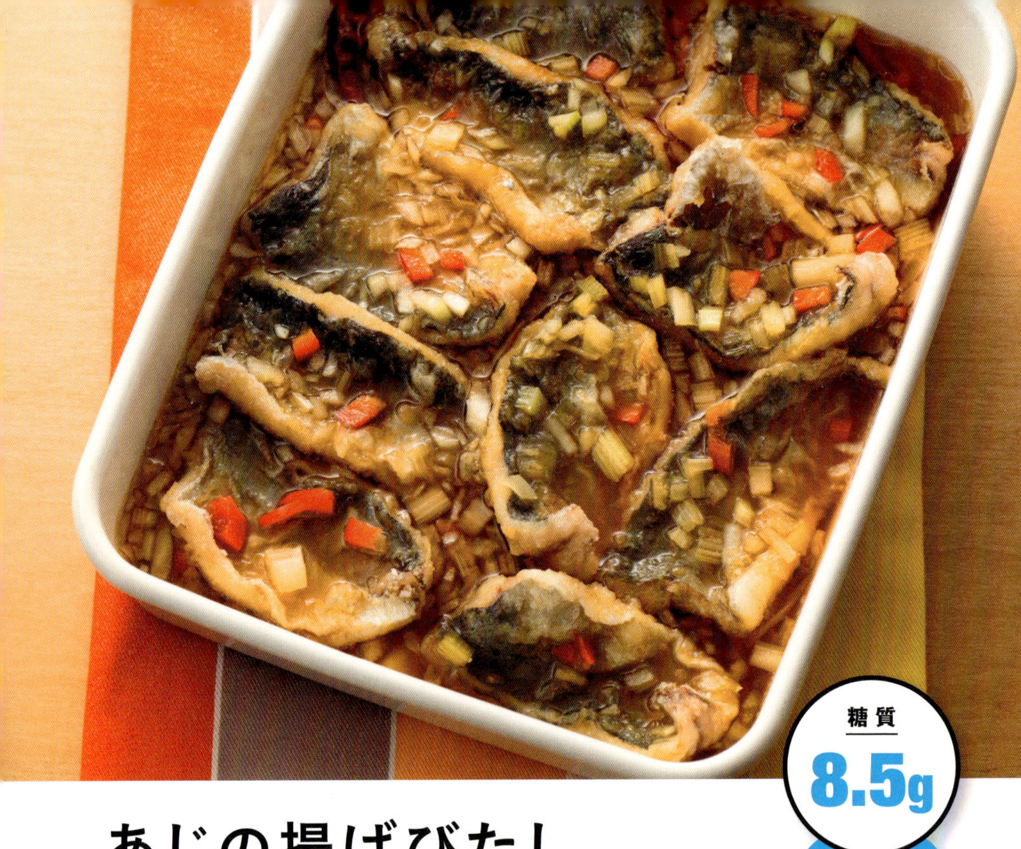

糖質
8.5g

冷蔵で
3日間

あじの揚げびたし

砂糖が少なめでも野菜の甘みでちょうどよい酸味に。

材料（4人分）

あじ（三枚おろし）……4尾分
玉ねぎ……1/3個
パプリカ（赤）……1/4個
セロリ……1/3本
塩……少々
片栗粉……大さじ1と1/2
サラダ油（揚げ焼き用）……適量

A
だし汁……1カップ
酢……大さじ4弱
しょうゆ……大さじ2
砂糖……大さじ1
塩……小さじ1/3〜1/2
赤唐辛子……1本
しょうが（薄切り）……1かけ分

作り方

1 玉ねぎはみじん切りにして水にさらして水けを絞る。セロリは筋を取り、パプリカとともにそれぞれを5㎜角に切る。
2 鍋にAを入れて一度煮立ててからバットや保存容器に移し、熱いうちに1の玉ねぎとパプリカを加える。
3 あじは小骨をていねいに除き、塩をふって5分ほどおく。ペーパータオルで水けをふき、片栗粉をまぶす。
4 フライパンに多めのサラダ油を熱し、3を入れて2〜4分揚げ焼きにする。油をよくきり、熱いうちに2に加え、1のセロリも加えてそのまま30分以上漬け込む。

1人分　192kcal

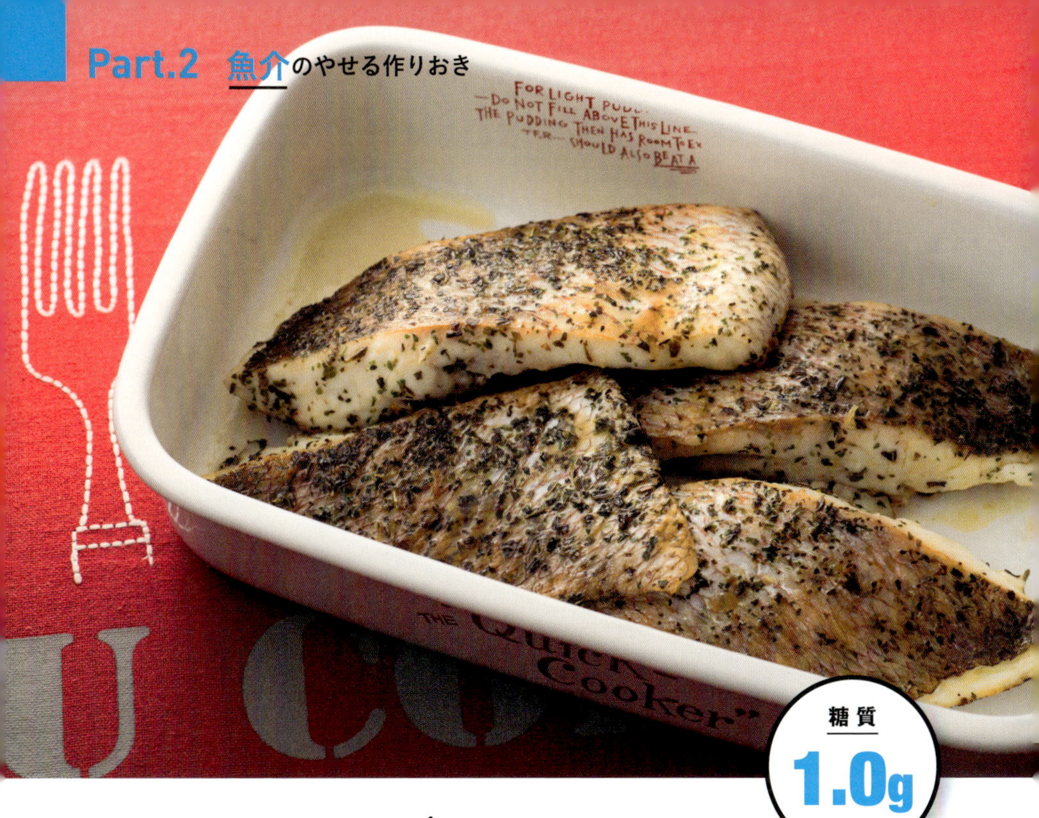

糖質 **1.0g**

冷蔵で 3日間

たいのハーブ焼き

たいは低糖質でたんぱく質も豊富の優秀食材。

材料（4人分）

たい（切り身）……4切れ
塩、黒こしょう……各少々
ドライハーブミックス……大さじ1と½
オリーブオイル……大さじ1と½
白ワイン……¼カップ

作り方

1 たいはペーパータオルで余分な水けをふき、多めに塩、黒こしょう、ハーブミックスの順にまぶす。

2 フライパンにオリーブオイルを中火で熱し、1を皮目から入れる。表面がカリッとするまで焼いて裏返し、ふたをして弱火～中火で5分ほど蒸し焼きにする。

3 2に白ワインをふり入れ、一度煮立ててアルコールを飛ばし、火を止める。

1人分　201kcal

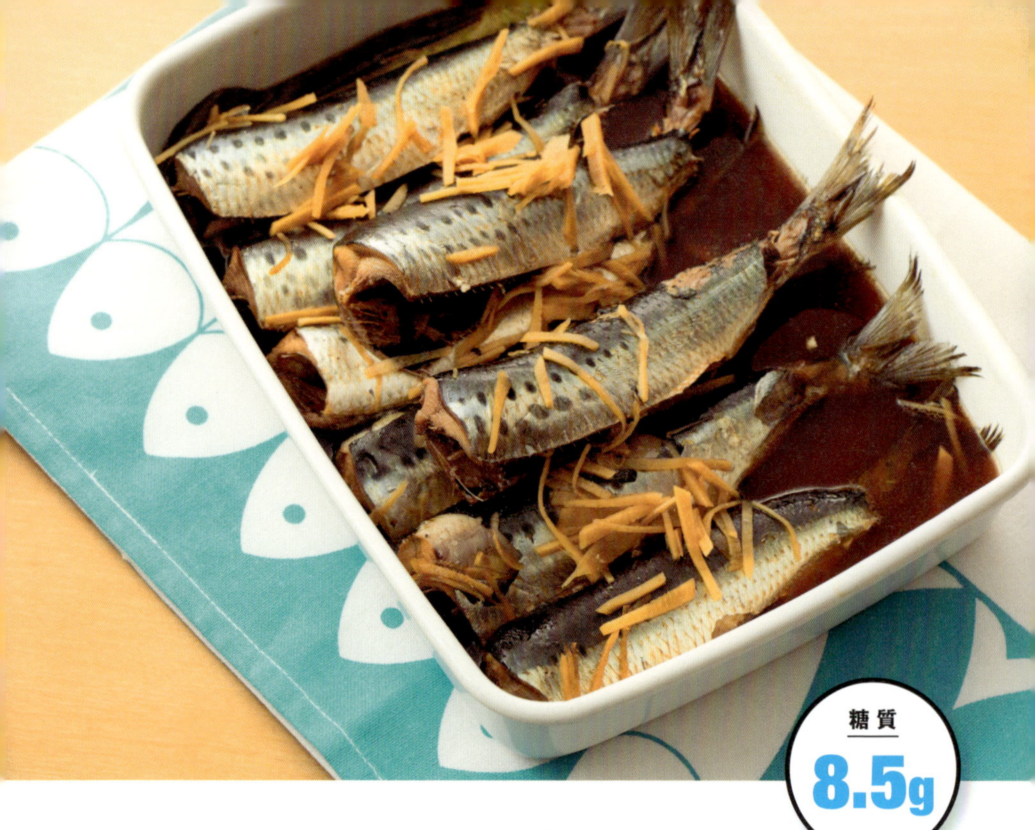

糖質
8.5g

冷蔵で
3～4日間

いわしのしょうが煮

いわしは煮くずれしやすいので裏返さず、
盛りつけるほう上にして煮るのがコツ。

材料（4人分）

いわし……8尾
しょうが……70g
A 長ねぎ（青い部分）……½本分
だし汁……3～4カップ
しょうゆ……⅓カップ
焼酎……⅓カップ
みりん……大さじ2

作り方

1 いわしは頭を切り落として内臓を除き、流水でよく洗ってペーパータオルで水けをふく。しょうがはせん切りにする。

2 1のいわしが並ぶ鍋かフライパンにAを入れて一度沸騰させ、いわしを並べる。落としぶたをして中火～弱火で15～25分煮て（途中煮汁が煮つまりすぎたら、だし汁適量を足して調節する）、火を止める。冷めたら煮汁ごと保存容器に移す。

1人分　299kcal

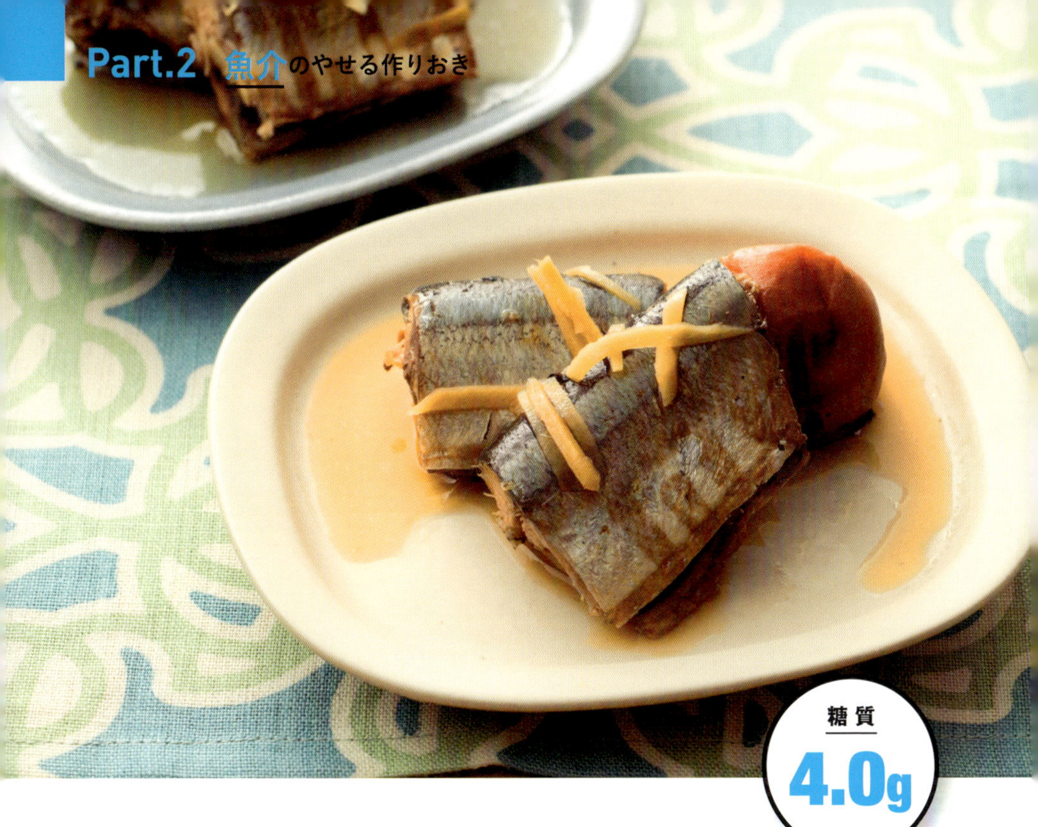

糖質
4.0g

冷蔵で
3〜4日間

さんまの梅煮

**さんまはさっとゆでこぼして臭みを解消。
食べるときに梅干しをからめていただきます。**

材料（4人分）

さんま……4尾
梅干し……大2個（小なら3〜4個）
しょうが……2かけ
A
- だし汁……2カップ
- 焼酎……½カップ
- しょうゆ……大さじ1と½〜2
- 砂糖……大さじ1

作り方

1 さんまは頭を切り落として内臓、腹びれと尾びれを除き、3等分に切る。流水できれいに洗って、ペーパータオルで水けをよくふく。しょうがは太めのせん切りにする。

2 熱湯で1のさんまを30秒ほどゆで、ざるにあげる。

3 2の鍋をさっと洗ってAを入れて沸騰させ、2のさんま、しょうが、梅干しを加える。落としぶたをして中火で15〜25分煮て（途中煮汁が煮つまりすぎたら、だし汁適量を足して調節する）、火を止める。冷めたら煮汁ごと保存容器に移す。

1人分　333kcal

ほたてと焼き野菜のマリネ

ほたては焼いて甘みを引き出すのが秘訣です。
野菜は時間差で蒸し焼きにして歯ごたえを残して。

材料（4人分）

ほたて貝柱（刺身用）……8個
かぶ……2個
パプリカ（赤）……1個
アスパラガス……4本
塩、黒こしょう……各少々
オリーブオイル……大さじ2

A
白ワインビネガー……大さじ2
オリーブオイル……大さじ2
粒マスタード……大さじ½
塩……小さじ1〜1と½
青じそ（手でちぎる）……6枚分
黒こしょう……適量

作り方

1. ほたては大きければ半分に切り、強めに塩、黒こしょうをふる。フライパンにオリーブオイルの半量を熱し、ほたてを入れて中火〜強火で両面を4〜5分焼き、いったん取り出す。
2. かぶは6等分のくし形切りにする。パプリカは1㎝幅に切る。アスパラガスは根元のかたい部分をピーラーでむき、2〜3等分の長さに切る。
3. **1**のフライパンに残りのオリーブオイルを熱し、**2**を順に入れる。ふたをして軽く焼き色をつけ、火が通るまで5〜6分焼き、それぞれ焼けた順に取り出す。
4. ボウルに**A**を合わせ、**1**と**3**を加えてあえ、マリネ液ごと保存容器に移して冷やす。

1人分　198kcal

これで糖質オフ！

調味料選びも糖質オフダイエットを成功させるカギ。マリネ液のオリーブオイル、白ワインビネガー、粒マスタードは、どれも糖質量が低いうえ、味わいアップにつながります。

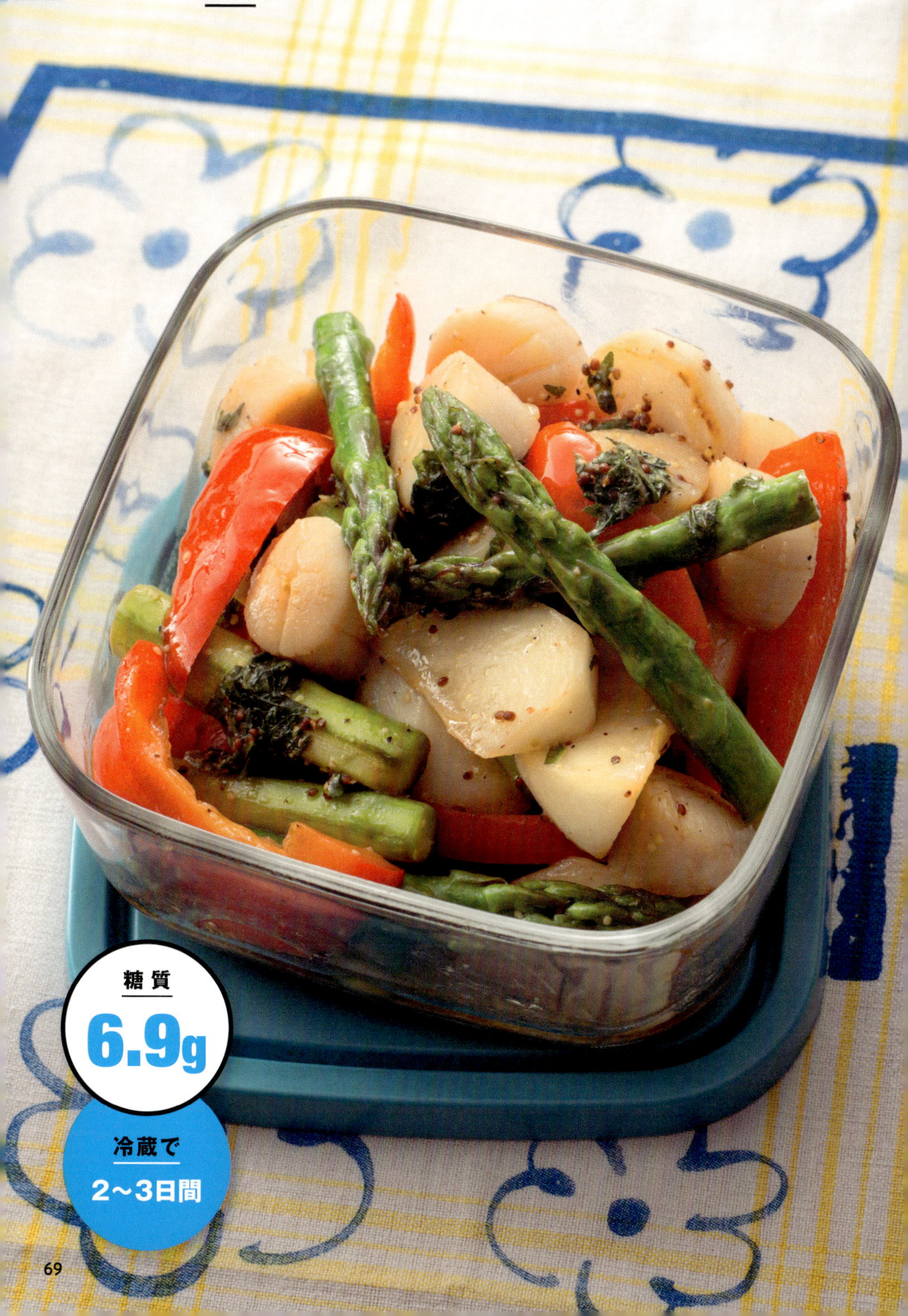
糖質
6.9g
冷蔵で
2〜3日間

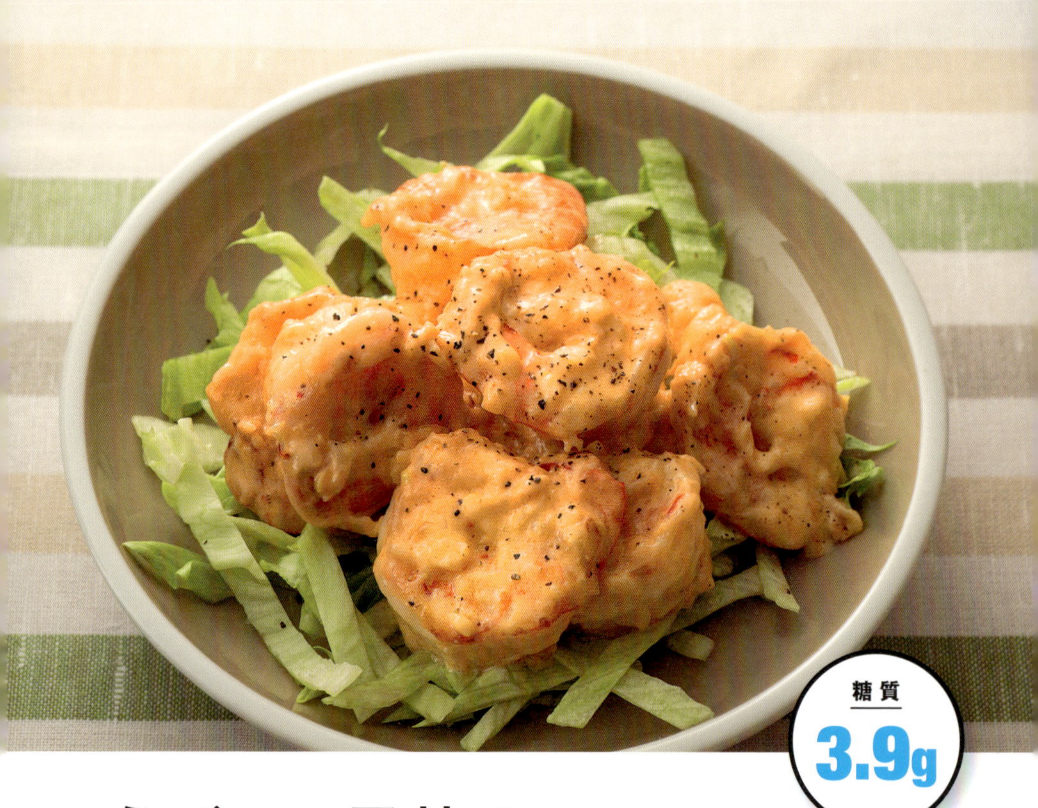

糖質
3.9g

えびマヨ風炒め

冷蔵で
3日間

プリップリのえびは後を引くおいしさ！
マヨネーズは減カロリータイプでないものを使って。

材料（4人分）

えび（殻つき）……16尾

A
- 塩、こしょう……各少々
- 卵白……1個分
- にんにく（みじん切り）……小さじ½
- しょうが（みじん切り）……小さじ½
- 薄力粉……大さじ1

ごま油……大さじ2

B
- マヨネーズ……大さじ3
- 生クリーム……大さじ3
- しょうゆ……小さじ2
- トマトケチャップ……小さじ1

塩、こしょう……各少々

作り方

1 えびは殻をむき、背中に切り込みを入れて背わたを除く。塩小さじ1、片栗粉大さじ2（各分量外）でよくもんで流水で洗い、ペーパータオルで水けをよくふく。ボウルに入れてAを順にもみ込む。

2 フライパンにごま油を中火で熱し、1の衣をからめるようにしてえびを1尾ずつ入れる。お互いにくっつかないように両面を4～5分焼く。

3 2に混ぜ合わせたBを加えて一度軽く煮立てて火を止め、塩、こしょうで味をととのえる。
＊食べるときにせん切りレタス適量（分量外）の上に盛りつけ、粗びき黒こしょう適量（分量外）をふる。

1人分　266kcal

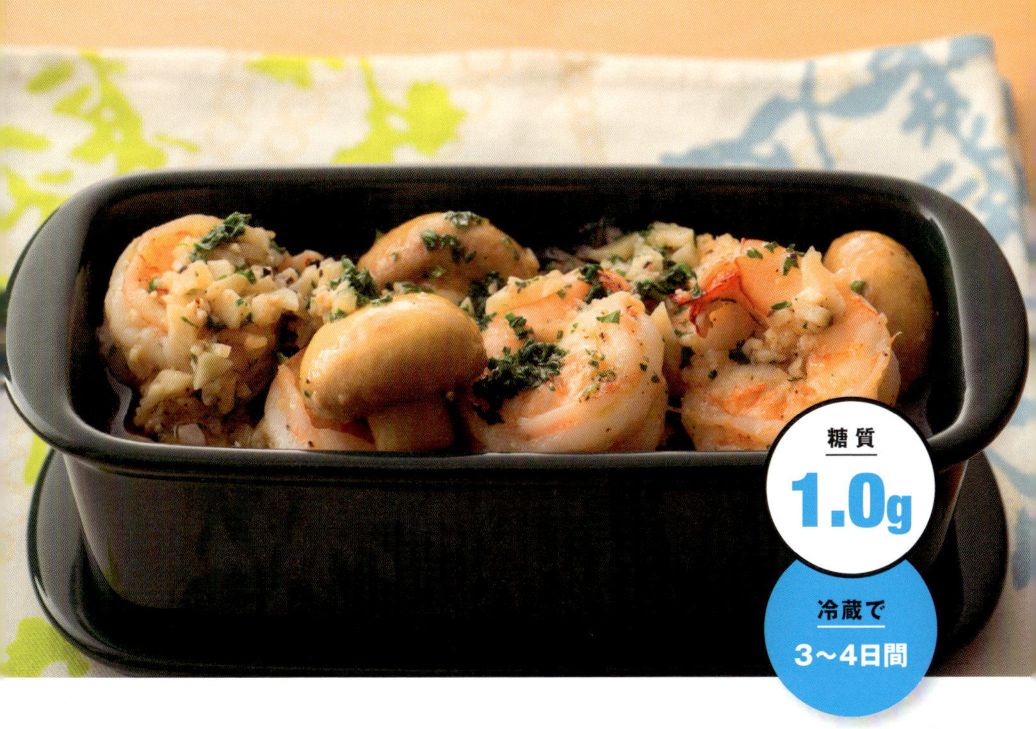

糖質 1.0g

冷蔵で 3～4日間

えびとマッシュルームのアヒージョ

にんにくの香りが食欲をそそるひと皿。
オイルは全体がかぶる程度に調節するのがコツ。

材料（4人分）

えび（殻つき）……中～大12尾
マッシュルーム……12個
にんにく……2かけ
塩、こしょう……各少々
A オリーブオイル……½カップ
　塩……小さじ⅓
　黒こしょう……少々
パセリ（みじん切り）……大さじ1

作り方

1 えびは殻をむき、背中に切り込みを入れて背わたを除く。塩小さじ1、片栗粉大さじ2（各分量外）でよくもんで流水で洗い、ペーパータオルで水けをよくふき、塩、こしょうをふる。
2 マッシュルームは石づきを除いてさっと洗い、ペーパータオルで水けをよくふく。にんにくはみじん切りにする。
3 小さめのフライパンにAと2のにんにくを入れて弱火で温める。1、2のマッシュルームを加え、オイルが熱くなりすぎないよう火加減を調節して5分ほど煮る。仕上げにパセリを加えて火を止める。

1人分　265kcal

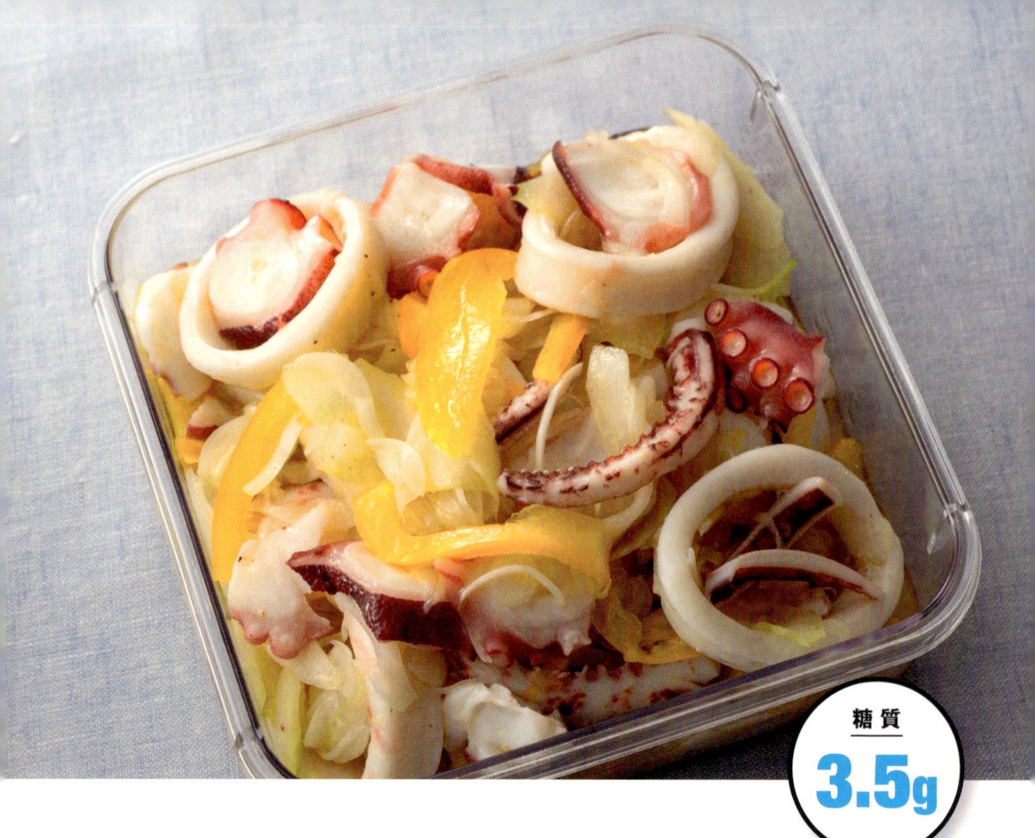

糖質
3.5g

冷蔵で
2〜3日間

シーフードマリネ

レモンの風味をいかした海鮮ごちそうマリネ。

材料（4人分）

いか……1ぱい
ゆでたこ（刺身用）……80g
セロリ……½本
パプリカ（黄）……⅓個
玉ねぎ……½個
A オリーブオイル……大さじ2
レモン汁……大さじ2
塩……小さじ⅓〜½
こしょう……少々

作り方

1 いかは内臓と皮、骨などを除き、胴は輪切りに、それ以外は食べやすい大きさに切る。熱湯に白ワイン大さじ2、塩小さじ1（各分量外）を加え、いかを入れて2〜3分ゆでて、ざるにあげて冷ます。
2 たこは薄くそぎ切りにする。
3 セロリは筋を除き、パプリカとともにそれぞれを斜め薄切りにする。玉ねぎは薄切りにし、水にさらして水けを絞る。
4 ボウルに1、2、3を入れ、混ぜ合せたAであえる。

1人分　119kcal

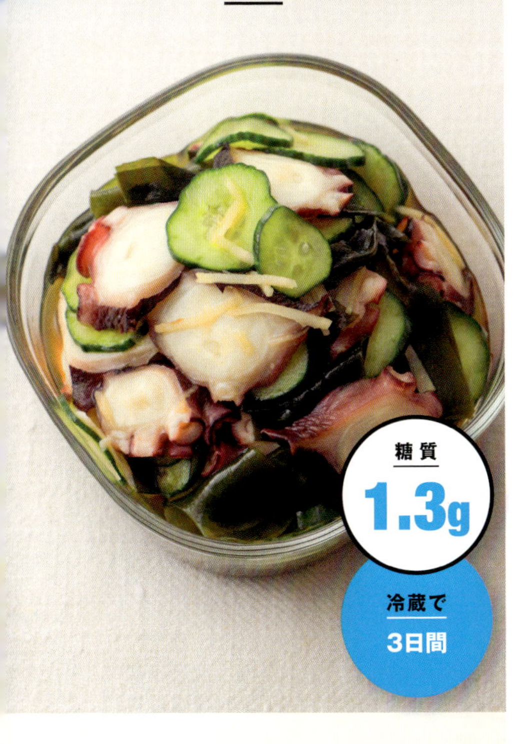
糖質
1.3g
冷蔵で
3日間

たことわかめの酢の物

さっぱりとした副菜として重宝！

材料（4人分）

ゆでたこ（刺身用）……80ｇ
生わかめ（または水でもどしたもの）……40ｇ
きゅうり……1本
しょうが（せん切り）……½かけ分
塩……少々
A｜だし汁……大さじ2
｜酢……大さじ1と⅓
｜しょうゆ……大さじ1弱

作り方

1 たこは薄くそぎ切りにする。きゅうりは小口切りにして塩でもみ、水けを絞る。わかめはよく洗い（塩蔵わかめの場合は水につけてもどし）、水けをよく絞って食べやすい大きさに切る。
2 1、しょうがをAであえる。

1人分　30kcal

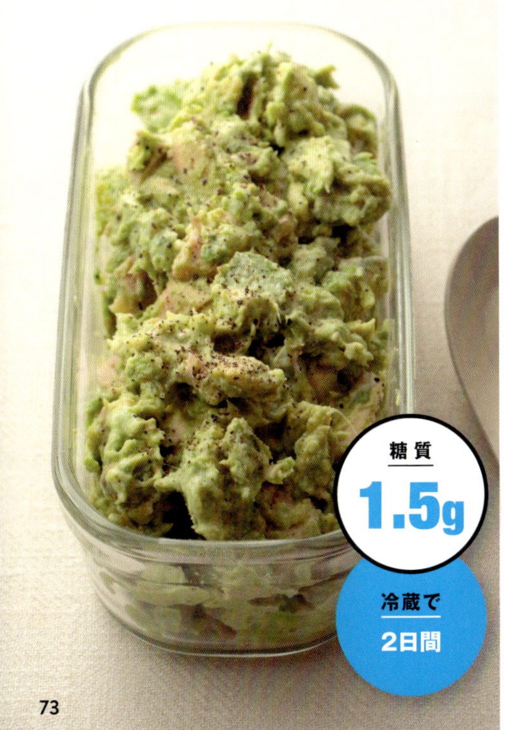
糖質
1.5g
冷蔵で
2日間

ツナアボカドサラダ

低糖質食材のおいしい組み合わせです。

材料（4人分）

ツナ缶（オイル漬け・
　固形状のフレークタイプ）……70g
アボカド……2個
レモン汁……大さじ2
A｜マヨネーズ……大さじ1と½
｜塩、こしょう……各少々

作り方

1 アボカドは縦にぐるりと一周切り込みを入れて2つに割り、種と皮をはずす。ボウルに入れ、レモン汁を加えてフォークで粗くつぶすように混ぜる。
2 1に缶汁をきったツナ、Aを加えてよくあえて味をととのえる。保存容器に移し、上からぴっちりとラップをのせてからふたをする。

1人分　206kcal

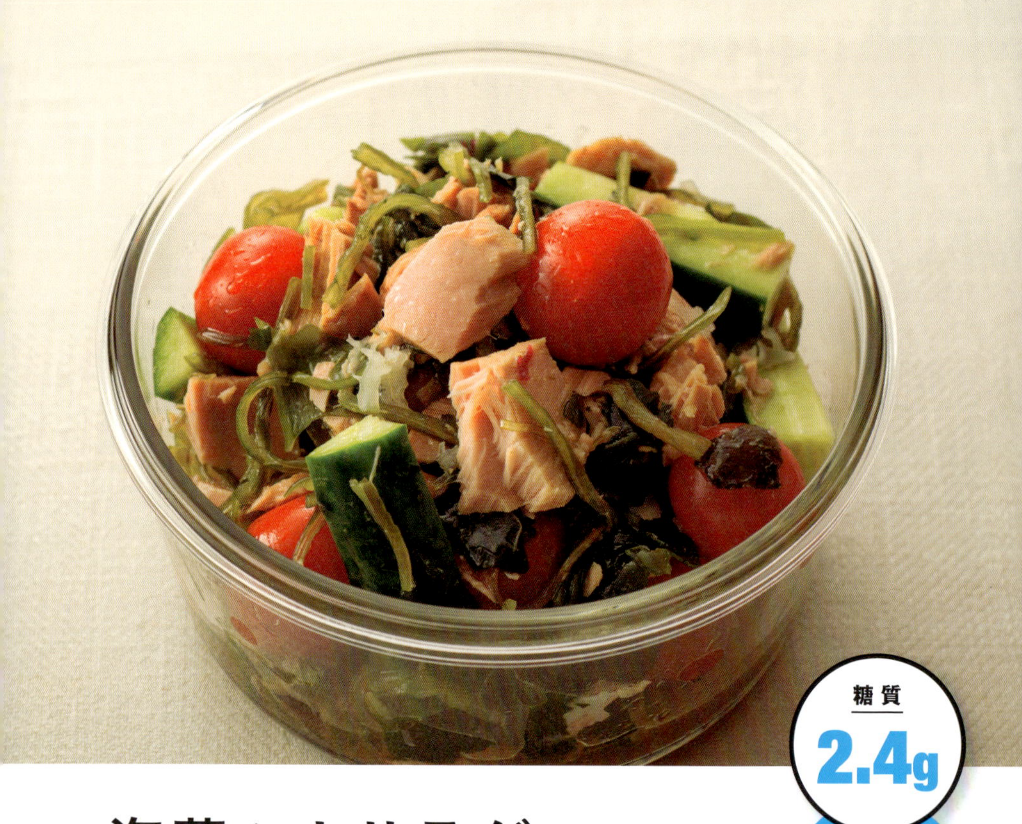

糖質
2.4g

冷蔵で
2～3日間

海藻ツナサラダ

ツナ缶は糖質オフメニューにぴったり！
海藻と組み合わせればダイエット効果もアップします。

材料（4人分）

ツナ缶（オイル漬け・固形状のフレーク）
……100g
海藻ミックス（乾燥）……10g
きゅうり……1本
ミニトマト……8個
A
サラダ油……大さじ1
酢……大さじ1
しょうゆ……大さじ½

作り方

1 海藻ミックスは袋の表示時間通りに水けにつけてもどし、水けをよく絞る。
2 ツナは缶汁をきり、大きめにほぐす。きゅうりは縦4等分に切り、さらに4～5等分の長さに切る。ミニトマトはへたを除く。
3 ボウルに1と2を入れ、Aであえる。

1人分　112kcal

Part.3

どっさり山盛りで食べたい！

野菜のやせる作りおき

ビタミン、ミネラルがしっかりと補給できる野菜。
血糖値の上昇をゆるやかにしてくれるので
糖質オフではたっぷり食べることが何よりも大切！
まとめて作っておくと食事作りもラクになります。

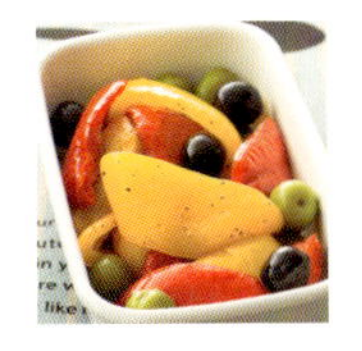

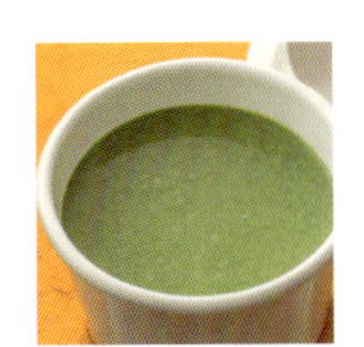

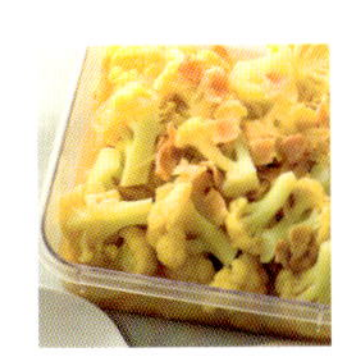

キャベツのコールスローサラダ

野菜は太めのせん切りにして歯ごたえを残します。

材料（4人分）

キャベツ……⅛個
にんじん……¼本
ハム……3枚
塩…少々
A マヨネーズ……大さじ2
酢……大さじ1
サラダ油……小さじ1
塩、こしょう……各少々

作り方

1 キャベツとにんじんはそれぞれを太めのせん切りにする。塩をふってもみ、水けが出てきたら絞る。ハムは長さを半分に切って太めのせん切りにする。

2 ボウルに**A**を入れて混ぜ合わせ、**1**を加えてあえる。保存容器に移して冷蔵庫に入れ、味がなじむまで15分以上おく。

1人分　90kcal

キャロットラペ

血糖値を下げて糖化防止をするアーモンドを加えて。

材料（4人分）

にんじん……2本
アーモンドスライス
……大さじ2（約20g）
塩……小さじ½
A オリーブオイル
……大さじ1と½
レモン汁……大さじ½

作り方

1 にんじんはせん切りにし、耐熱容器に入れる。塩をふって軽く混ぜ、ラップをしないで電子レンジで1分20秒ほど加熱する。

2 **1**にアーモンドスライスを入れ、**A**であえる。

1人分　105kcal

アスパラとしらたきの明太マヨサラダ

しらたきは腹持ちがよく、低糖質で低カロリー！

材料（4人分）

アスパラガス……8本
しらたき……1袋（200〜300g）
A 辛子明太子（身をほぐす）
……1と½腹
マヨネーズ……大さじ1

作り方

1 アスパラガスは根元のかたい部分をピーラーでむき、3〜4等分の斜め切りにする。熱湯でアスパラガスを1〜2分ゆで、ざるにあげて冷ます。

2 しらたきは食べやすい長さに切る。**1**と同じ湯で2〜3分ゆで、ざるにあげて冷まし、ペーパータオルに包んでしっかりと水けを絞る。

3 ボウルに**1**、**2**を入れ、**A**であえる。

1人分　60kcal

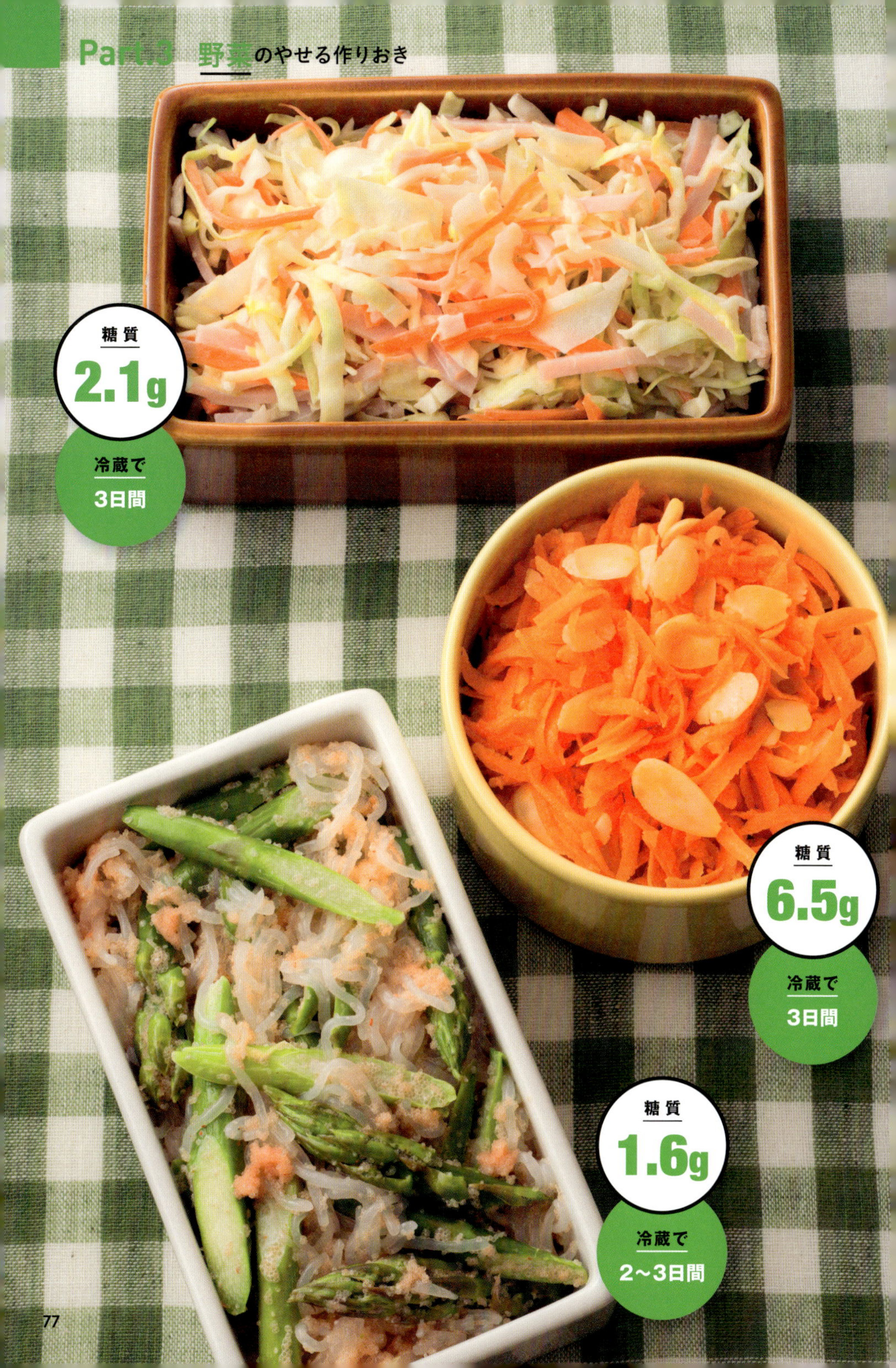
糖質
2.1g
冷蔵で
3日間
糖質
6.5g
冷蔵で
3日間
糖質
1.6g
冷蔵で
2〜3日間

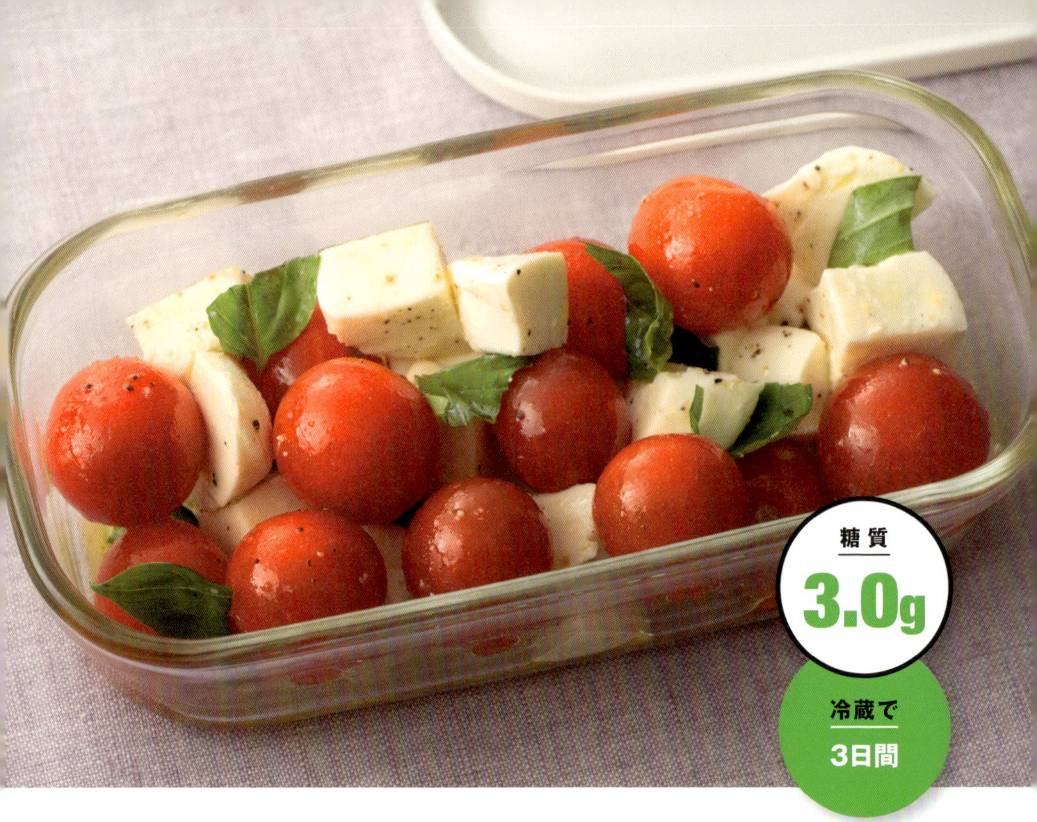

ミニトマトとモッツァレラチーズのカプレーゼマリネ

手軽にたんぱく質を補えるチーズは
糖質オフ中に積極的に食べましょう。

材料（4人分）

ミニトマト……12個
モッツァレラチーズ……100ｇ
生バジル……　4枚
塩、黒こしょう……各少々
A｜オリーブオイル……大さじ1と½〜2
　｜レモン汁……小さじ2

作り方

1 ミニトマトはへたを除き、バジルは粗く刻み、それぞれをペーパータオルで水けをふく。
2 モッツァレラチーズは1.5㎝角に切り、ペーパータオルに包んで水けをよくふく。
3 ボウルに1、2を入れ、Aであえる。

1人分　112kcal

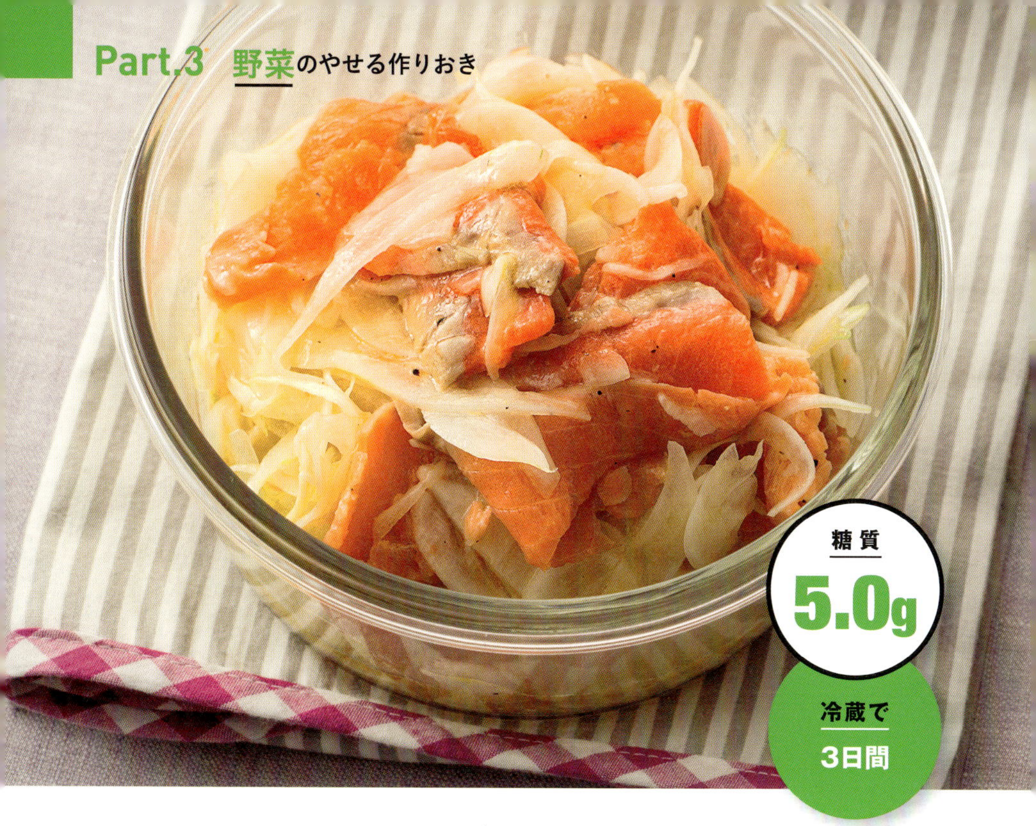

せん切り玉ねぎと スモークサーモンのマリネ

おつまみにも合うおしゃれな副菜。
低糖質なサーモンには抗酸化作用も期待できます。

材料（4人分）

玉ねぎ……大1個
スモークサーモン……100g
A
- オリーブオイル……大さじ3
- レモン汁……大さじ1
- 白ワインビネガー……大さじ1
- 塩、黒こしょう……各少々

作り方

1. 玉ねぎは薄切りにして5〜10分水にさらし、水けをよく絞る。
2. スモークサーモンは大きければ、2〜3等分に切る。
3. ボウルに1、2を入れ、Aであえる。

1人分　149kcal

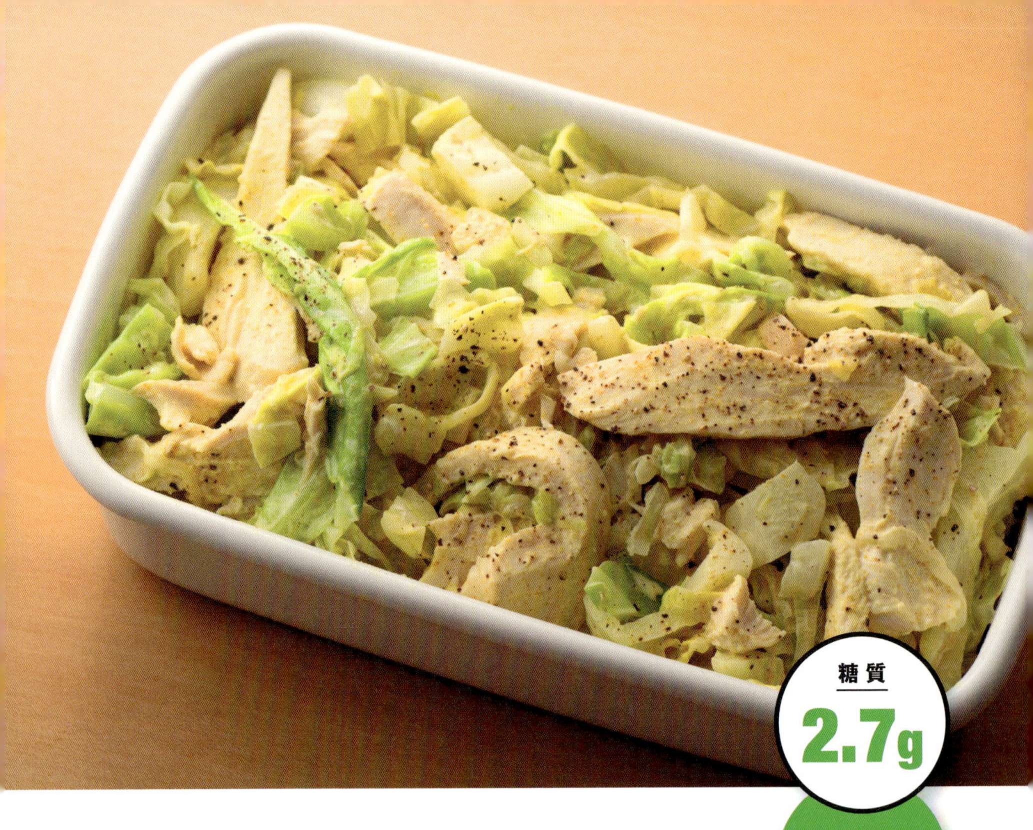

糖質
2.7g

冷蔵で
3日間

キャベツとチキンのマヨカレー風味サラダ

高たんぱく・低カロリーの鶏むね肉をプラス。しっかりとコクうまでリピート確実！

材料（4人分）

キャベツ……1/6個
鶏むね肉……½枚
玉ねぎ……¼個
A マヨネーズ……大さじ3
　カレー粉……大さじ½
　レモン汁……大さじ1
　塩……小さじ⅓
粗びき黒こしょう……少々

作り方

1. キャベツは5㎜幅に切る。熱湯で1〜2分ゆで、ざるにあげて水けを絞る。玉ねぎは薄切りにし、同じ湯で10秒ほどゆで、ざるにあげて水けを絞る。
2. 鶏肉はp.35のゆで鶏と同じ要領でゆでる。汁けをきって薄切りにしてから5〜8㎜幅のそぎ切りにする。
3. ボウルに**1**、**2**を入れ、混ぜ合わせた**A**であえて粗びき黒こしょうをふる。

1人分　134kcal

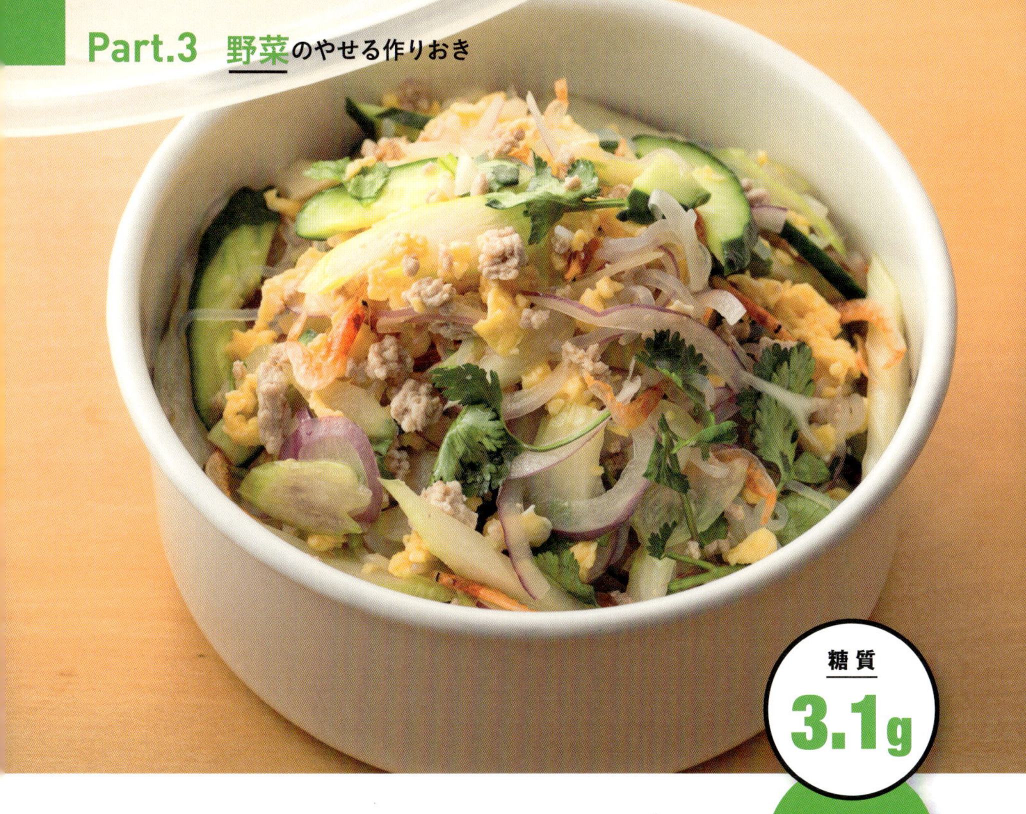

糖質 3.1g

冷蔵で 3日間

ヤムウンセン風サラダ

**春雨の代わりにしらたきを使って糖質オフ！
見た目も華やかで食べごたえも満点です。**

材料（作りやすい分量）

豚ひき肉……100g
卵……2個
しらたき……大1パック
セロリ（茎の部分）……1本
きゅうり……1本
紫玉ねぎ……⅔個
香菜……1株
桜えび……大さじ2
サラダ油……少々
A レモン汁……大さじ3
　ナンプラー……大さじ3
　サラダ油……大さじ1

作り方

1 セロリは筋を取り、きゅうりとともにそれぞれを縦半分に切り、厚めに斜め薄切りにする。紫玉ねぎは薄切りにして水にさらし、水けを絞る。香菜は2㎝幅に切る。
2 しらたきは食べやすい長さに切り、熱湯で3〜5分ゆでてざるにあげ、ペーパータオルに包んでしっかりと水けを絞る。同じ湯にひき肉も入れ、色が変わるまで4〜5分ゆでて、ざるにあげて冷ます。
3 卵は溶きほぐす。フライパンにサラダ油を中火で熱し、溶き卵を入れて菜箸で混ぜながら炒り卵にする。
4 ボウルに1、2、3、桜えびを入れ、Aであえる。

⅙量　113kcal

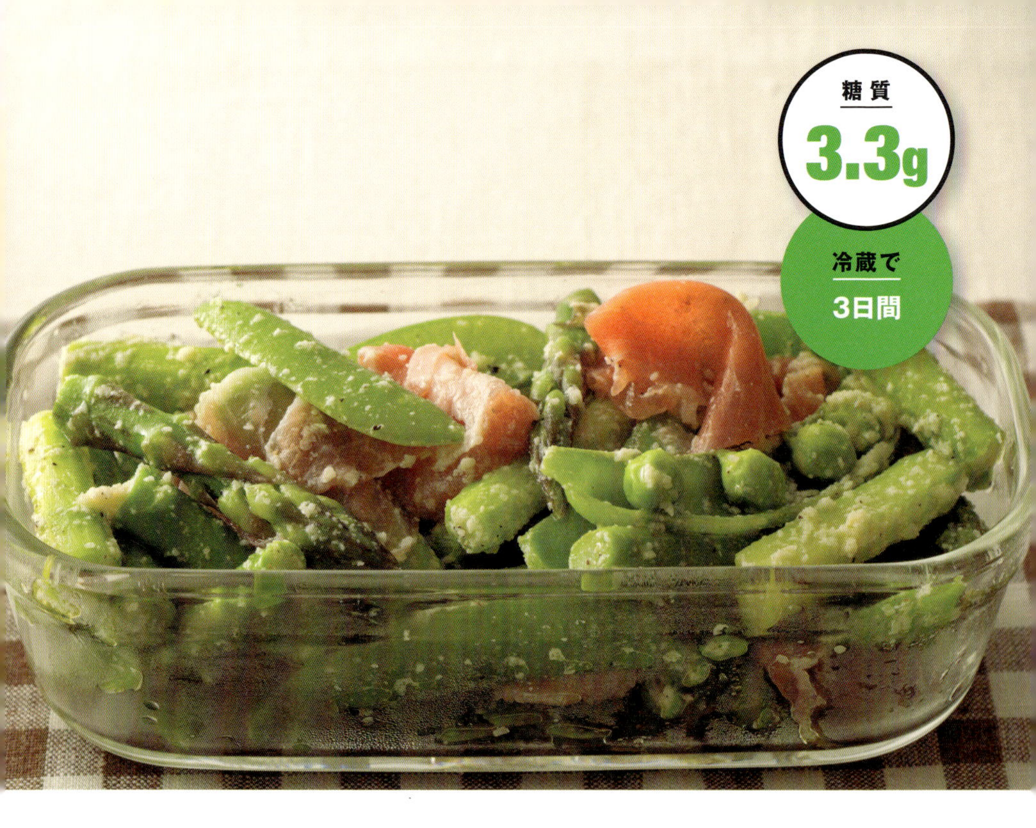

アスパラとスナップえんどうのパルメザンチーズサラダ

低糖質のチーズは風味がよく、調味料としても万能です。

材料（4人分）

アスパラガス……8本
スナップえんどう……12本
生ハム……約4枚（50g）
A パルメザンチーズ……大さじ1と½
　オリーブオイル……大さじ1
　塩、こしょう……各少々
レモン汁……大さじ1と½

作り方

1 アスパラガスは根元のかたい部分をピーラーでむいて4等分に切る。熱湯で1〜2分ゆでてざるにあげて、冷ます。
2 スナップえんどうはへたと筋を除き、1と同じ湯で2〜3分ゆでてざるにあげて冷まし、半量を手で半分に裂く。
3 生ハムは大きければ切る。ボウルに1、2とともに入れ、Aであえる。食べるたびにレモン汁を少しずつかける。

1人分　91kcal

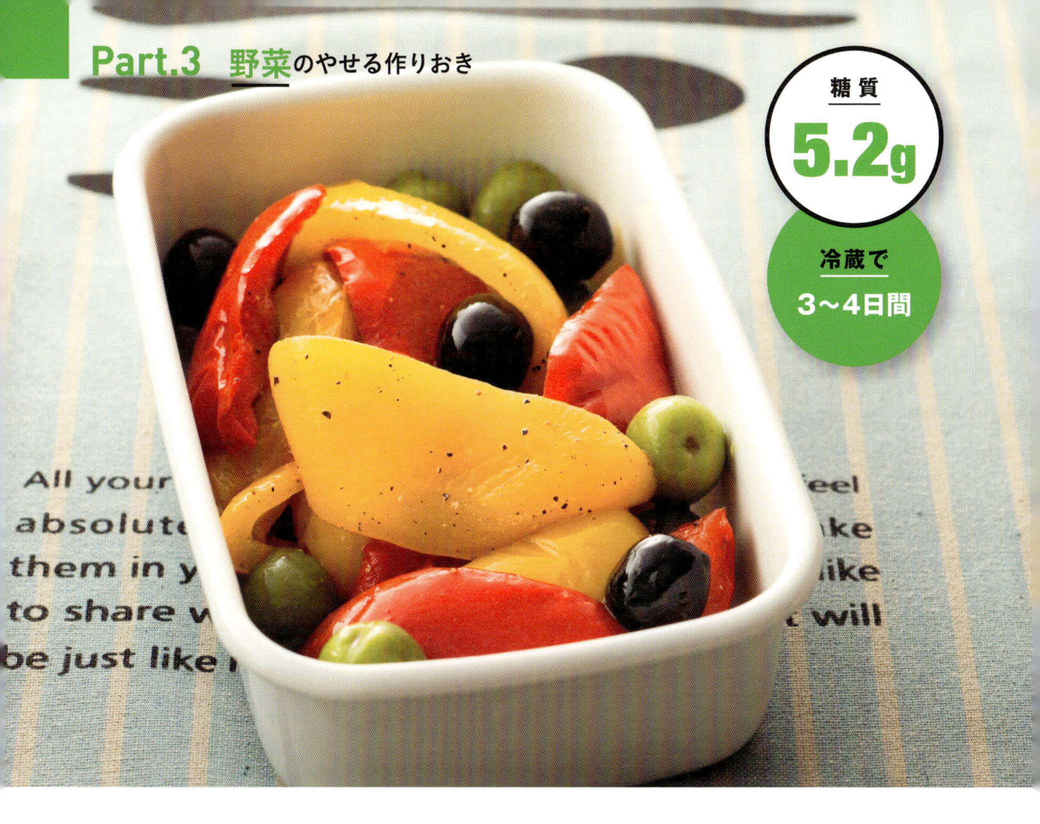

焼きパプリカとオリーブのマリネ

グリルで焼いて甘みを引き出したパプリカが美味！

材料（4人分）

パプリカ（赤）……1と½個
パプリカ（黄）……1と½個
ブラックオリーブとグリーンオリーブ
…合わせて8〜12粒

A
- オリーブオイル……大さじ2
- 白ワインビネガー……大さじ½
- 塩……小さじ⅓
- 黒こしょう……少々

作り方

1. パプリカは6等分に切って種を除く。オーブントースターか魚焼きグリルでしんなりするまで10分ほど焼き、熱いうちに表面の薄皮が浮いてきた部分から手でそっとむく。
2. ボウルに1、ブラックオリーブ、グリーンオリーブを入れ、Aであえる。

1人分　95kcal

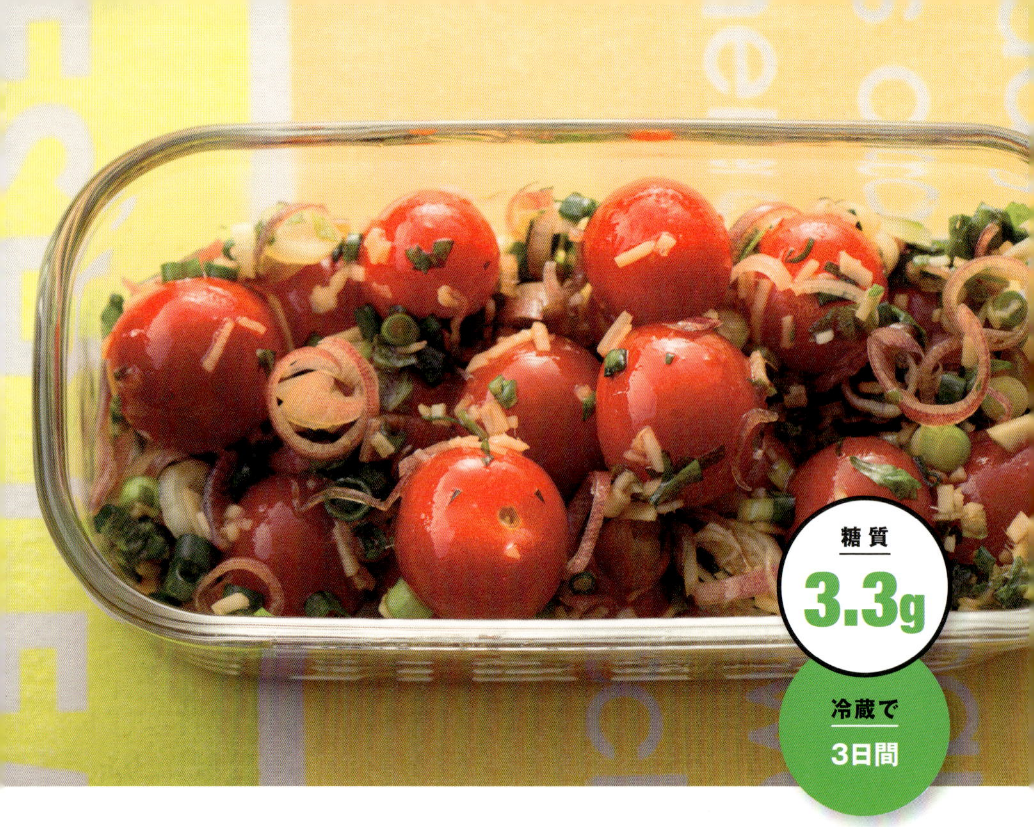

ミニトマトと香味野菜のマリネ

香り野菜がたっぷり！さっぱりといただきます。

材料（4人分）

ミニトマト……12個
小ねぎ……3本
みょうが……2個
青じそ……5枚
しょうが（みじん切り）……小さじ2
A しょうゆ……大さじ1
　サラダ油……大さじ1
　塩……少々

作り方

1 ミニトマトはへたを除く。
2 青じそは軸を除き、小ねぎ、みょうがとともにそれぞれを粗みじん切りにする。
3 ボウルに1、2、しょうがを入れ、Aであえる。

1人分　47kcal

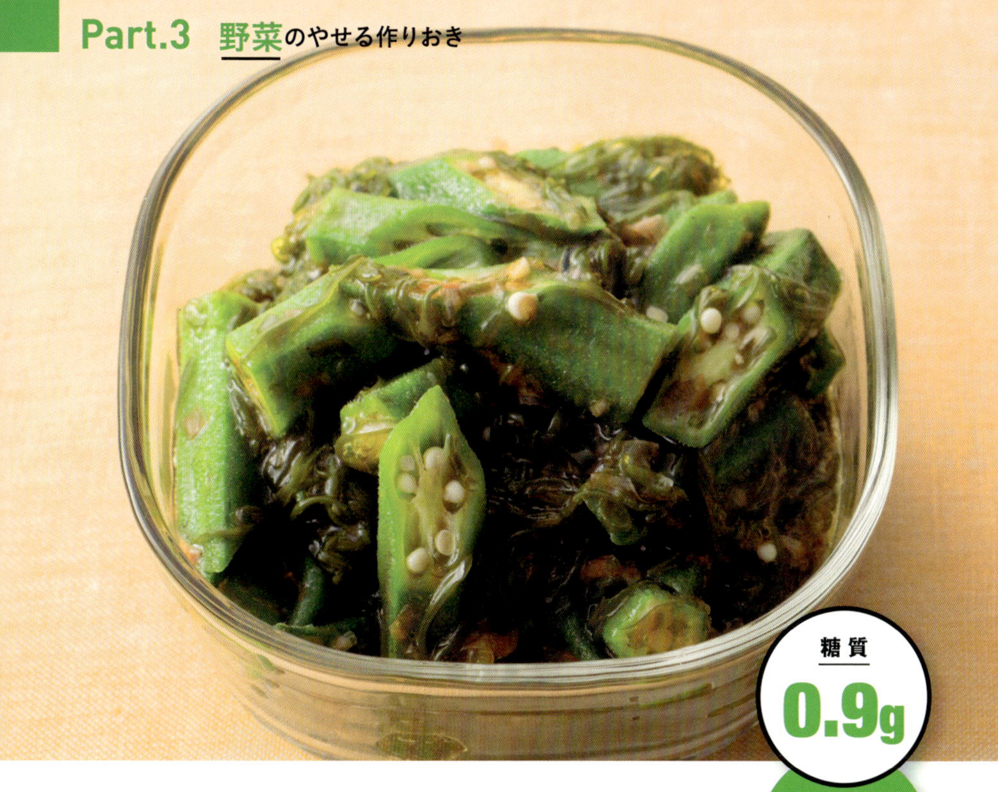

糖質
0.9g

冷蔵で
3日間

オクラとめかぶの とろとろ和風サラダ

食物繊維が豊富なネバネバ食材で手軽に糖質オフ。

材料（4人分）

オクラ……12本
めかぶ……60ｇ
A しょうゆ……大さじ1
酢……大さじ½
サラダ油……大さじ½
かつお節……小1パック（3ｇ）

作り方

1 オクラは塩適量（分量外）をふって板ずりする。熱湯で30秒～1分ゆでてざるにあげ、がくを除いて斜め2～3等分に切る。
2 ボウルに1、めかぶを入れ、Aであえる。

1人分　28kcal

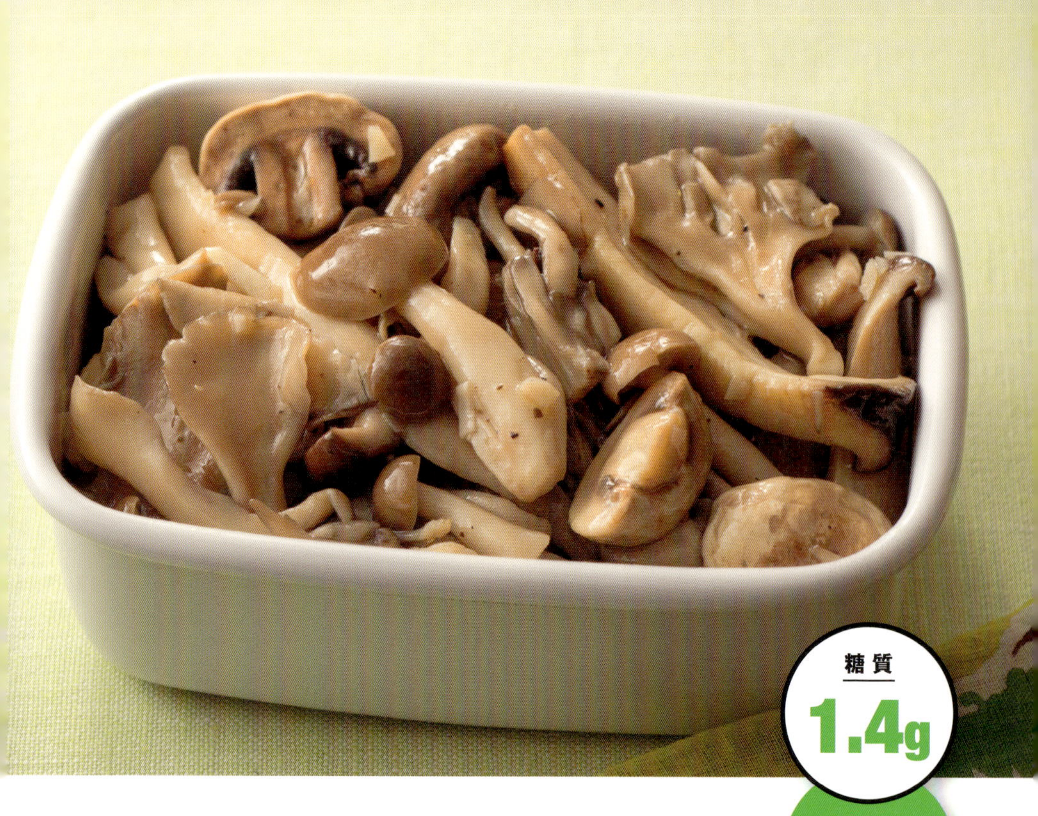

糖質

1.4g

ミックスきのこのマリネ

冷蔵で

4日間

いろいろなきのこを使うと味わい豊かに！
低糖質のワインビネガーでほどよい酸味をプラスして。

材料（4人分）

きのこ（しめじ、まいたけ、エリンギ、マッシュルームなど）……300ｇ
にんにく……1かけ
オリーブオイル……大さじ1
A オリーブオイル……大さじ1
白ワインビネガー……大さじ1と½
塩……小さじ½〜⅔
黒こしょう……少々

作り方

1 きのこ類は石づきを除き、食べやすい大きさに切る。にんにくはみじん切りにする。
2 フライパンにオリーブオイルを中火で熱し、1のきのこ類を入れて炒める。途中水分が出てきたら捨て、にんにくを加えて焦がさないように焼きつける。
3 ボウルにAを混ぜ合わせ、2を加えてあえる。

1人分　72kcal

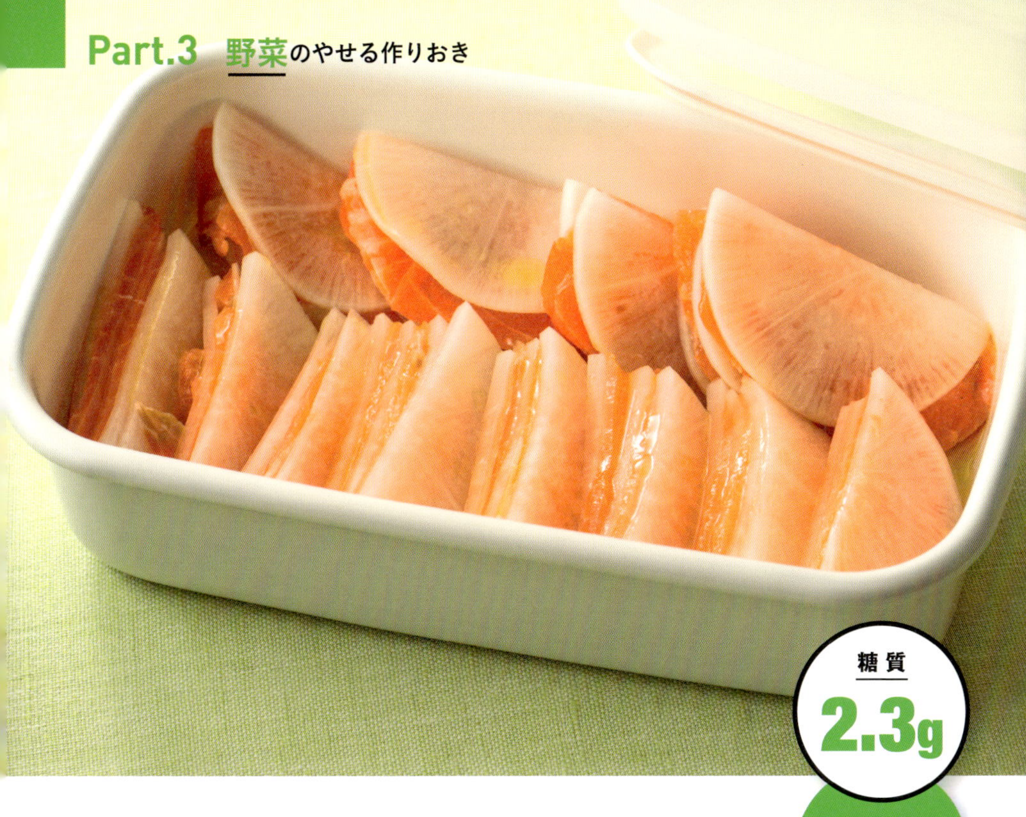

糖質 2.3g

大根とスモークサーモンのミルフィーユ

冷蔵で 3日間

素材を重ねてドレッシングをかけるだけ！
あまりにも簡単なのにとってもおいしいです。

材料（4人分）

大根……¼本（約8～10㎝）
スモークサーモン……80ｇ
A
- 白ワインビネガー……大さじ1
- オリーブオイル……大さじ2
- 塩、こしょう……各少々

作り方

1 大根は厚めに皮をむき、2㎜厚さの薄切りにする。
2 1を3～4枚ずつ重ね、間にところどころスモークサーモンを挟む。
3 2を半分に切って保存容器に並べ、混ぜ合わせたAをかける。

1人分 103kcal

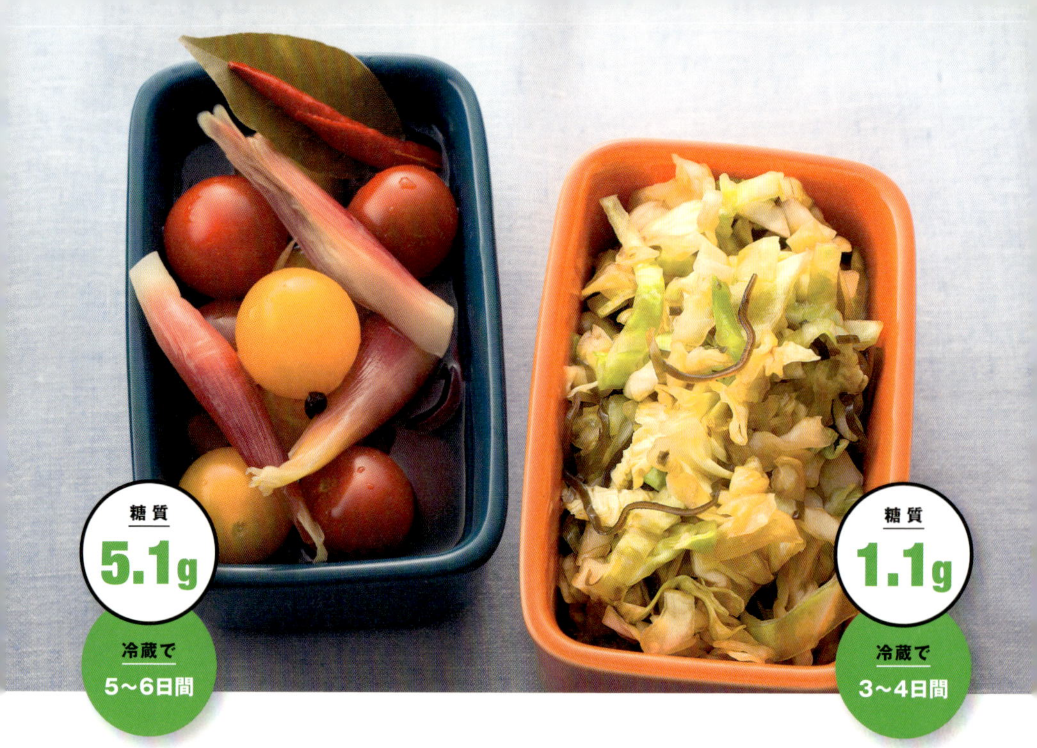
糖質
5.1g
冷蔵で
5〜6日間
糖質
1.1g
冷蔵で
3〜4日間

ミニトマトとみょうがのピクルス

みょうがは軽く煮ると食べやすくなります。

材 料（作りやすい分量）

ミニトマト（赤）……8〜10個
ミニトマト（黄）……8〜10個
みょうが……4個

A
水……1カップ弱
塩……小さじ2と½
酢……⅓カップ
砂糖……大さじ1と½
ローリエ……2枚
赤唐辛子……1本
粒こしょう……8粒

作り方

1 ミニトマトはへたを除く。みょうがは縦半分に切る。
2 小鍋に**A**を入れて煮立て、**1**のみょうがを入れて2〜4分ほど煮て軽くしんなりさせ、いったん取り出す。**A**のマリネ液が冷めたら保存容器に移し、みょうがを戻し入れ、ミニトマトも加えて半日以上漬ける。

⅙量　26kcal

キャベツの塩昆布漬け

塩昆布のうまみが移って美味。

材 料（作りやすい分量）

キャベツ……⅙個
塩……小さじ½
塩昆布……8ｇ

作り方

1 キャベツはやや太めのせん切りにし、塩でもむ。
2 **1**の水けが出てきたら絞り、チャック付き保存袋に塩昆布と一緒に入れ、袋の上からよくもむ。そのまま冷蔵庫で半日以上冷やしてなじませる。食べるときに水けを軽く絞る。

⅙量　6kcal

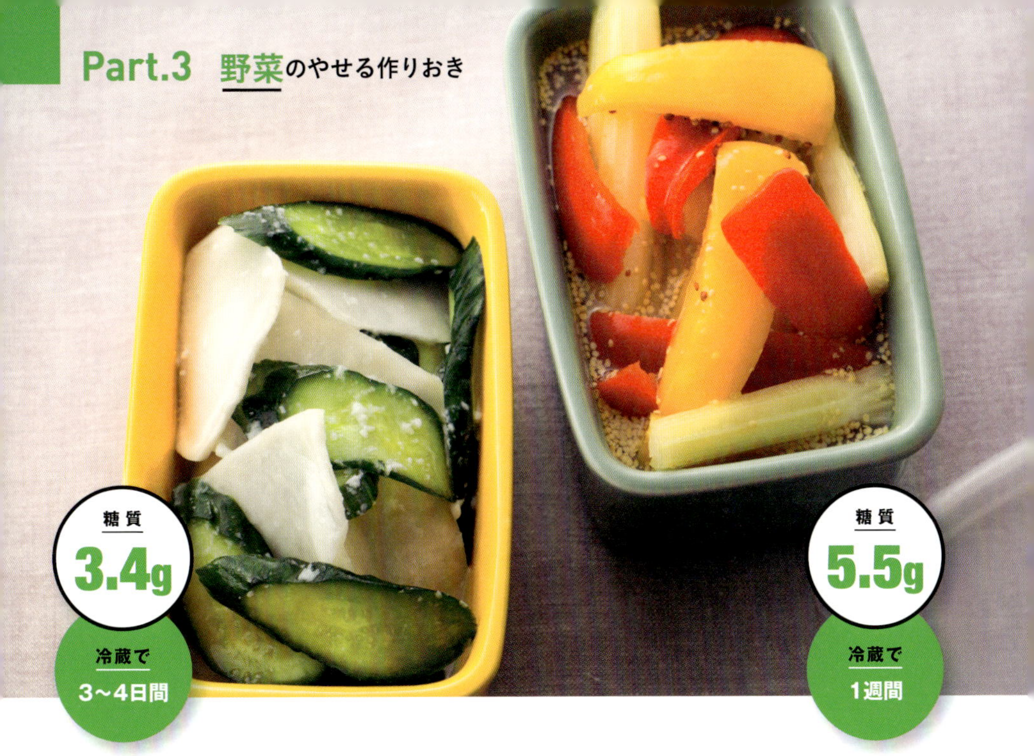
糖質
3.4g
冷蔵で
3〜4日間
糖質
5.5g
冷蔵で
1週間

かぶときゅうりの塩麹漬け

塩麹とあえるだけ！

材 料（作りやすい分量）

かぶ……2個
きゅうり……2本
塩麹……大さじ2と½

作り方

1 かぶは3〜4㎜厚さの薄切りにする。きゅうりは5㎜幅の斜め薄切りにする。
2 保存容器かチャック付き保存袋に1を入れ、塩麹を加えてよく混ぜて半日以上漬ける。食べるときに塩麹を軽く落とす。

⅙量　19kcal

パプリカとセロリのピクルス

粒マスタードがきいています。

材 料（作りやすい分量）

パプリカ（赤）……1個
パプリカ（黄）……1個
セロリ……1本
A 水……1カップ弱
酢……大さじ5
砂糖……大さじ1と½
粒マスタード……大さじ1
オリーブオイル……大さじ1
塩……小さじ2

作り方

1 パプリカは縦8等分に切り、へたと種を除く。セロリは筋を除き、6㎝長さに切り、太い部分は半分〜4等分に切る。
2 保存容器かチャック付き保存袋に混ぜ合わせたAを入れ、1を加えて半日以上漬ける。

⅙量　52kcal

ゴーヤと桜えびの塩昆布あえ

低糖質で美肌にもよい栄養成分がぎっしり！

材料（4人分）

ゴーヤ……1本
桜えび……8g
塩昆布……8g
A しょうゆ……大さじ½
　ごま油……大さじ½

作り方

1 ゴーヤは縦半分に切り、スプーンで種とわたをていねいにこそげ取り、4㎜厚さの薄切りにする。熱湯で1〜2分ゆでて冷水にとり、水けをよく絞る。
2 塩昆布は刻んでボウルに入れ、Aも合わせる。1、桜えびを加えてあえる。

1人分　32kcal

野菜ときのこの白あえ

しいたけは焼いて香ばしさをプラスします。

材料（4人分）

木綿豆腐……½丁（170ｇ）
さやいんげん……6本
にんじん……⅓本
しいたけ……3個
A 練りごま（白）……大さじ½
　かつお節……2ｇ
　しょうゆ……大さじ1弱
　塩……少々
　砂糖……小さじ½

作り方

1 豆腐はペーパータオルに包み、皿や水を入れた容器などで重石をし、冷蔵庫で2時間以上水きりしておく。
2 さやいんげんは熱湯で2〜4分ゆで、ざるにあげて水けをよくきり、斜め切りにする。にんじんは太めのせん切りにし、同じ湯で1〜2分ゆで、ざるにあげて水けをよくきる。
3 しいたけは石づきを除く。薄く油（分量外）を塗ったアルミホイルの上にのせ、オーブントースターで両面を4〜5分焼き、薄切りにする。
4 ボウルに1を入れてゴムべらでよく練り、Aを加えて混ぜる。2、3を加えてあえる。

1人分　60kcal

小松菜と油揚げのごまあえ

青菜と大豆製品は糖質オフに欠かせない食材。

材料（4人分）

小松菜……1束
油揚げ……1枚
A すりごま（白）……大さじ2〜3
　しょうゆ……大さじ1
　和風顆粒だし……小さじ½
　（またはだし汁を大さじ1）

作り方

1 小松菜は熱湯でゆでて冷水にとり、よく絞って4㎝長さに切る。油揚げは同じ湯でさっとゆで、水けをよく絞り、5㎜幅の短冊切りにする。
2 ボウルにAを合わせ、1を加えてあえる。

1人分　66kcal

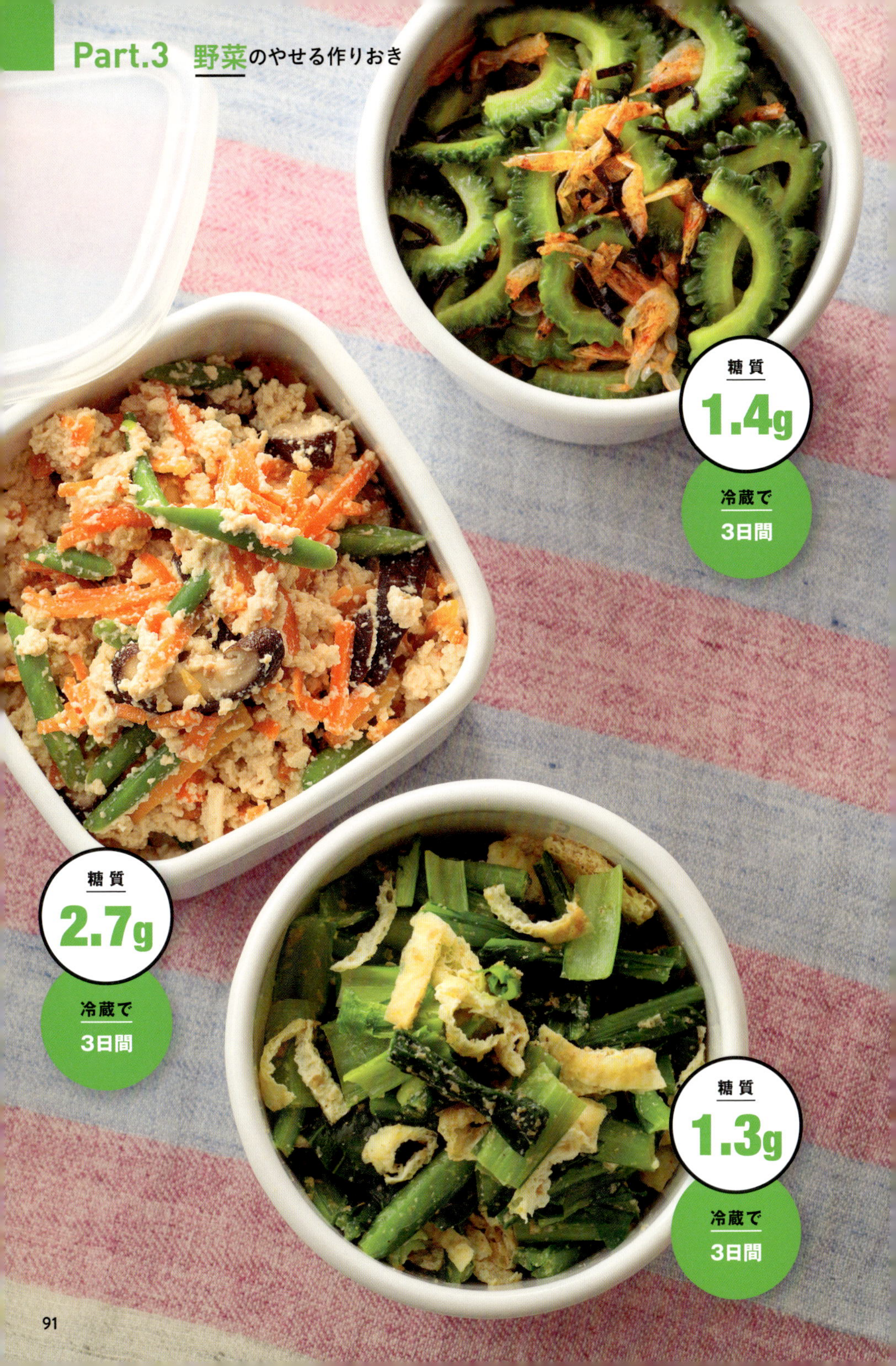
糖質
1.4g
冷蔵で
3日間
糖質
2.7g
冷蔵で
3日間
糖質
1.3g
冷蔵で
3日間

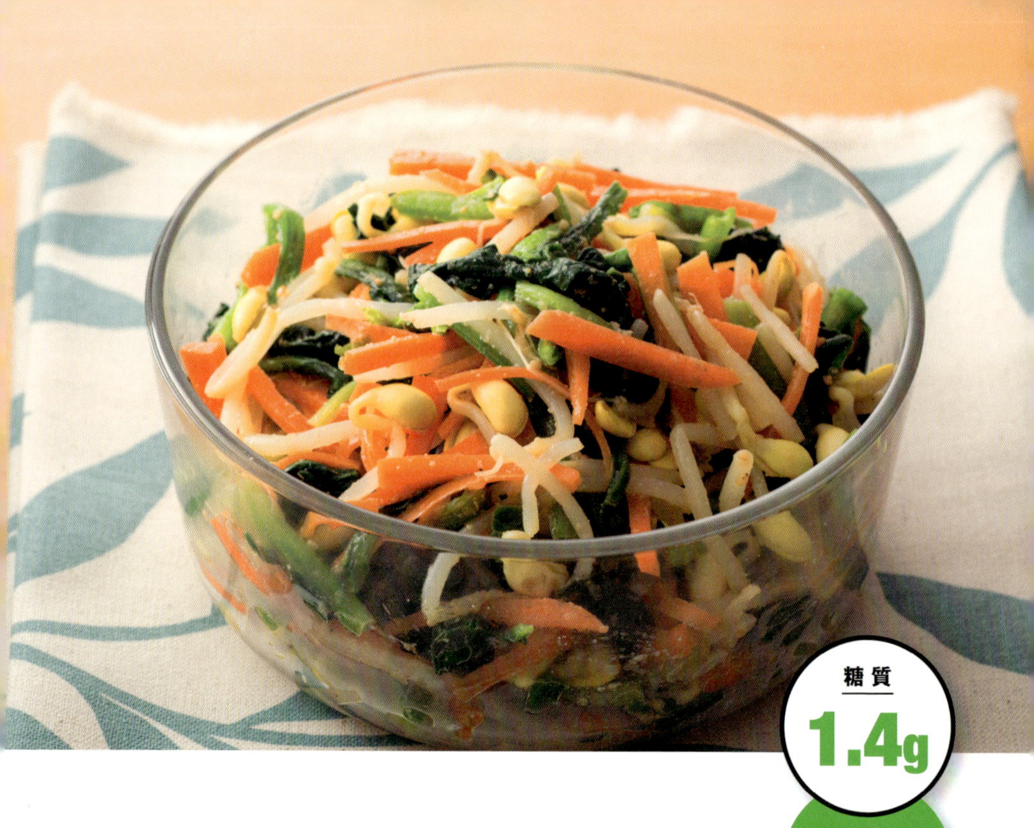

糖質
1.4g

冷蔵で
3日間

カラフルナムル

**糖質ゼロの大豆もやしを使った最強メニュー！
彩りもよく、ごま油の風味がたまりません。**

材料（作りやすい分量）

ほうれん草……1束
大豆もやし……1パック（200ｇ）
にんじん……½本
A
ごま油……大さじ2
すりごま（白）……大さじ1と½
塩……小さじ1
しょうゆ……小さじ1
酢……小さじ1
こしょう……少々

作り方

1 にんじんはせん切りに切る。
2 熱湯で大豆もやし、1を4分ほどゆでてざるにあげ、水けをよくきる。
3 新しく湯を沸かし、ほうれん草を1〜2分ゆでて冷水にとり、水けをよく絞って4㎝長さに切る。
4 ボウルにAを合わせ、2、3を加えてあえる。

⅙量　79kcal

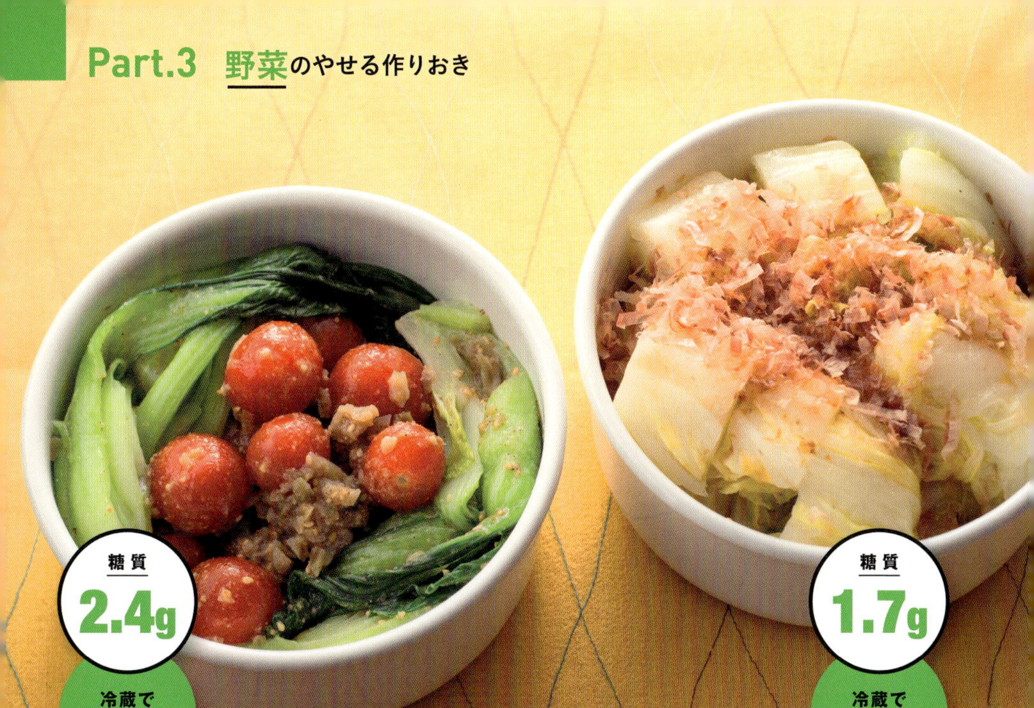
糖質
2.4g
冷蔵で
3日間
糖質
1.7g
冷蔵で
2〜3日間

チンゲン菜の中華あえ

ザーサイを加えるとうまみ倍増！

材料（4人分）

チンゲン菜……2株
ミニトマト……8〜12個
ザーサイ……20ｇ
A ごま油……大さじ2
　すりごま（白）……大さじ2
　塩……小さじ½

作り方

1 チンゲン菜は根元に包丁を入れ、縦に4〜6等分に切り込みを入れて裂く。熱湯に根元から入れ、40秒〜1分ゆでて水にとり、水けをよく絞る。ミニトマトはへたを除く。
2 ザーサイは刻んでボウルに入れ、Aも合わせる。1を加えてあえる。

1人分　97kcal

白菜のおひたし

野菜１つで簡単に作れるのがうれしい。

材料（4人分）

白菜……1/8個
かつお節……2パック（6〜8ｇ）
A だし汁……¼カップ
　しょうゆ……大さじ1

作り方

1 白菜は根元を切り落とし、熱湯でしんなりするまで2〜3分ゆでて水にとり、水けをよく絞る。
2 1を1枚ずつきれいに重ね、かつお節の半量をふり、食べやすい大きさに切る。保存容器に入れ、残りのかつお節を上からかけ、混ぜ合わせたAをかける。

1人分　17kcal

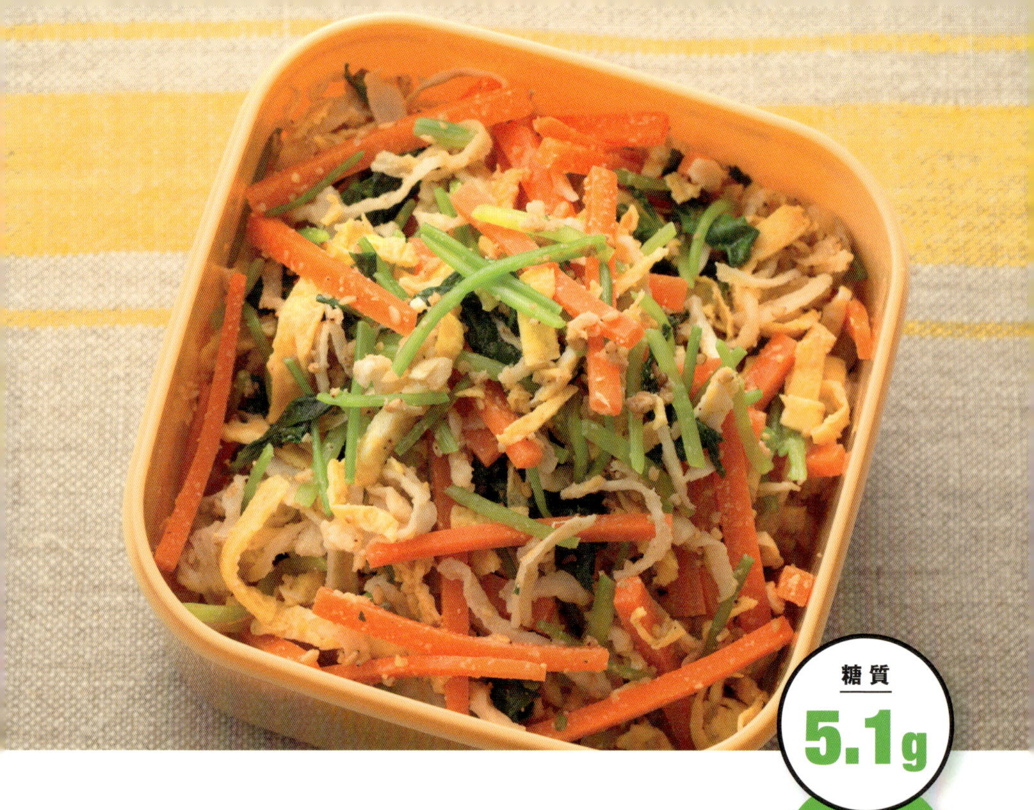

糖質
5.1g

冷蔵で
3日間

切り干し大根と三つ葉、錦糸卵のごま酢あえ

シャキッとした食感が楽しいボリュームおかず。

材料（4人分）

切り干し大根……20g
三つ葉……1束
にんじん……1/3本
A 卵……1個
　酒……小さじ1/2
　塩……少々
サラダ油……ごく少々
B すりごま（白）……大さじ2と1/2
　和風顆粒だし……少々
　（またはだし汁……大さじ1）
　しょうゆ……大さじ1弱
　酢……大さじ1弱
　砂糖……小さじ1

作り方

1 切り干し大根は洗って汚れを落とし、水に15分ほどつけてもどす。熱湯で1〜2分ゆでて水にとり、水けをよく絞る。
2 三つ葉は根元を切り落とす。熱湯で10〜20秒ゆでて水にとり、4cm長さに切る。にんじんはせん切りにし、同じ湯で1分ゆでてざるにあげ、水けをよくきる。
3 ボウルにAを入れて混ぜ合わせる。フライパンにサラダ油を弱火で熱し、卵液を入れて薄焼き卵を作り、取り出して細く切る。
4 別のボウルにBを合わせ、1、2、3を加えてあえる。

1人分　83kcal

糖質
0.5g
冷蔵で
3日間

ブロッコリーのしらすあえ

あっという間に作れて超低糖質なお惣菜。

材 料 (4人分)

ブロッコリー……⅔株(または小1株)
しらす(半乾燥)……大さじ1と½
A かつお節……小1パック(3g)
　しょうゆ……小さじ1

作り方

1 ブロッコリーは小房に分け、熱湯で2〜3分ゆでてざるにあげ、冷ます。
2 ボウルに1、しらす、Aを入れてあえる。

1人分　19kcal

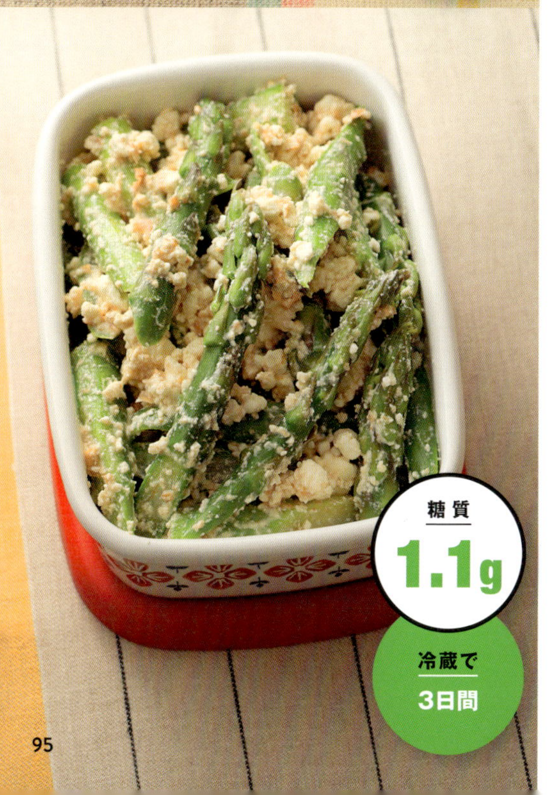

糖質
1.1g
冷蔵で
3日間

アスパラガスのカッテージチーズあえ

糖質や脂質代謝を促す
ビタミンB群もとれます。

材 料 (4人分)

アスパラガス……8本
A カッテージチーズ……40g
　かつお節……小1パック(3g)
　しょうゆ……小さじ⅔

作り方

1 アスパラガスは根元のかたい部分をピーラーでむき、4等分に切る。熱湯で30秒〜1分ゆでてざるにあげ、冷ます。
2 ボウルにAを合わせ、1を加えてあえる。

1人分　23kcal

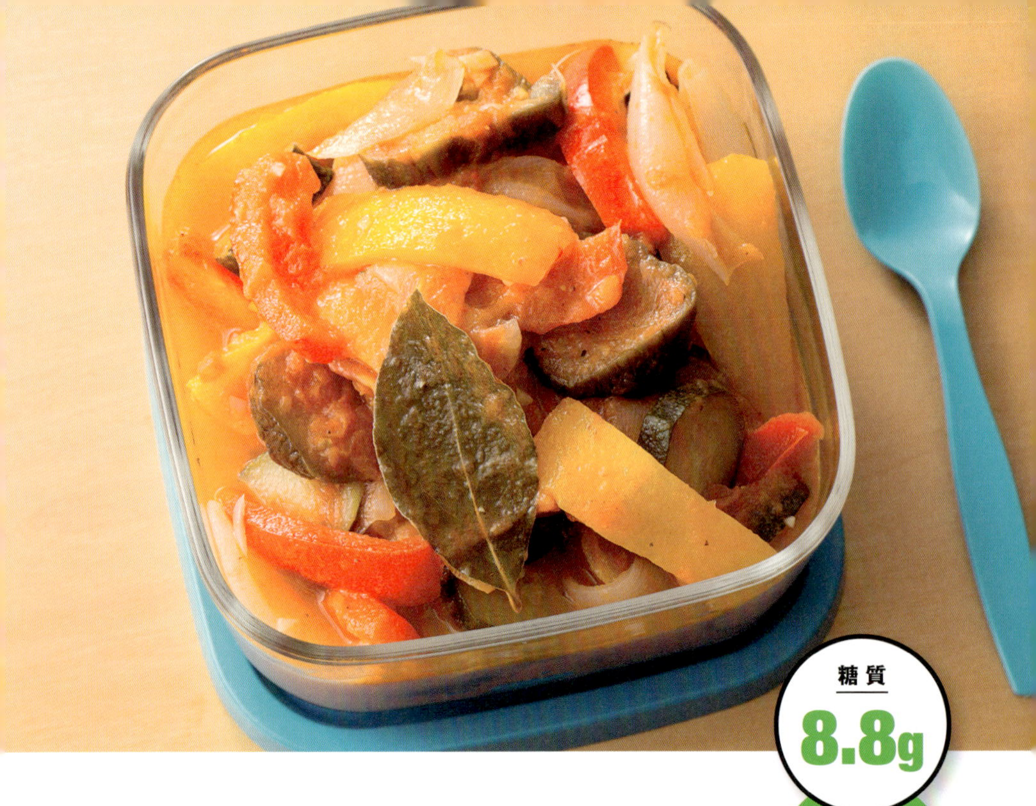

糖質
8.8g

冷蔵で
4〜5日間

ラタトゥイユ風煮込み

塩、こしょうだけなのに野菜の甘みでとにかくおいしい！

材料（作りやすい分量）

トマト……3個
なす……2本
ズッキーニ……1本
パプリカ（赤）……1個
パプリカ（黄）……1個
玉ねぎ……1個
にんにく……1かけ
オリーブオイル……大さじ3
A ローリエ……2枚
塩……約小さじ⅓
こしょう……少々

作り方

1 トマトは熱湯に10秒ほどつけてすぐに水にとり、皮をむいてざく切りにする。
2 なすとズッキーニは5㎜厚さの輪切りにする。パプリカは縦半分に切って1㎝幅に切る。玉ねぎはくし形切り、にんにくは薄切りにする。
3 大きめの鍋にオリーブオイルを熱し、2を入れて焦がさないよう弱火〜中火でていねいに炒める。野菜にしっかりと油が回ったら、1を加えて炒め合わせる。Aも加えてふたをして弱火で20分ほど煮て火を止める。

⅙量　105kcal

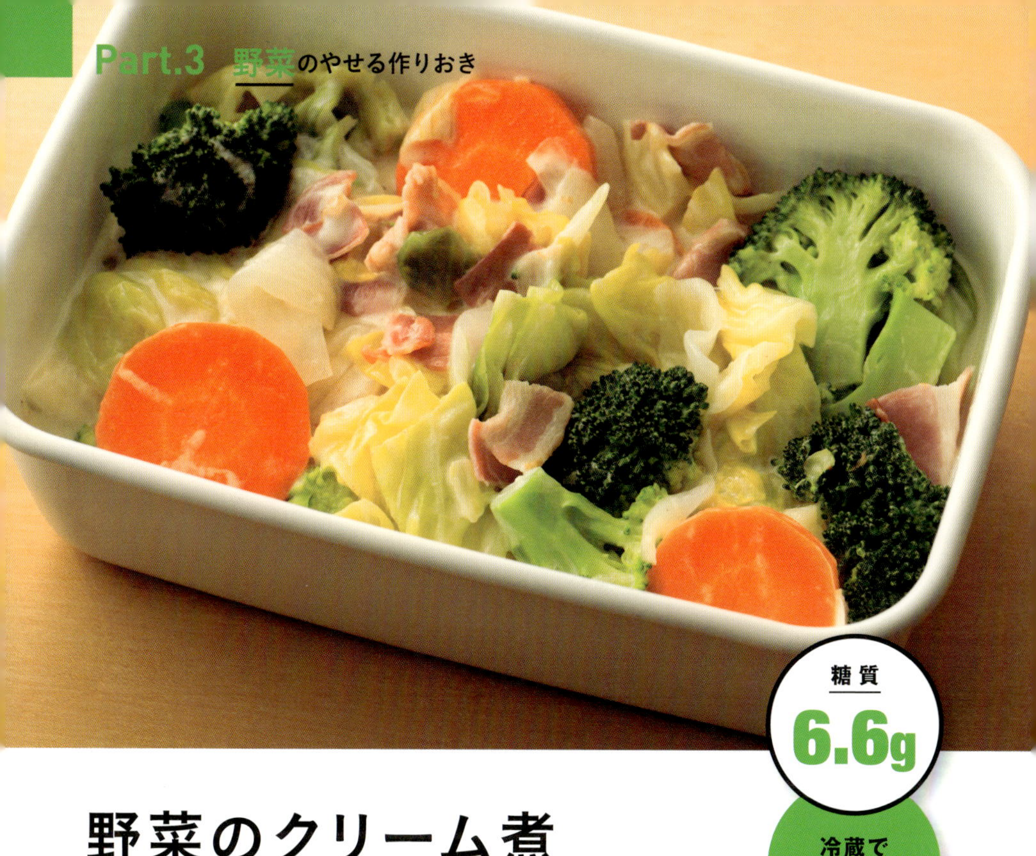

糖質 6.6g

冷蔵で 3日間

野菜のクリーム煮

生クリームたっぷりでおなかにたまる洋風の常備菜。

材料（作りやすい分量）

玉ねぎ……1個
にんじん……½本
キャベツ……⅛個
ブロッコリー……⅔株
ベーコンスライス……3枚
バター……10g
A 白ワイン……大さじ2
　水……1カップ
　固形コンソメスープの素……½個
B 生クリーム……½カップ
　牛乳……¼カップ
　塩、こしょう……各少々
水溶き片栗粉
　片栗粉……小さじ2
　水……大さじ1

作り方

1 玉ねぎはくし形切り、にんじんは1㎝厚さの輪切りにする。キャベツはざく切り、ブロッコリーは小房に分ける。ベーコンは1.5㎝幅に切る。
2 厚手の鍋にバターを熱し、1のブロッコリー以外を中火で2〜3分炒める。Aを加えて一度沸騰させ、ふたをして弱火で野菜がやわらかくなるまで10〜15分煮る。ブロッコリーも加え、2〜3分煮る。
3 2にB、水溶き片栗粉の順に加えて味をととのえ、温める程度にひと煮立ちさせ、火を止める。

⅙量　147kcal

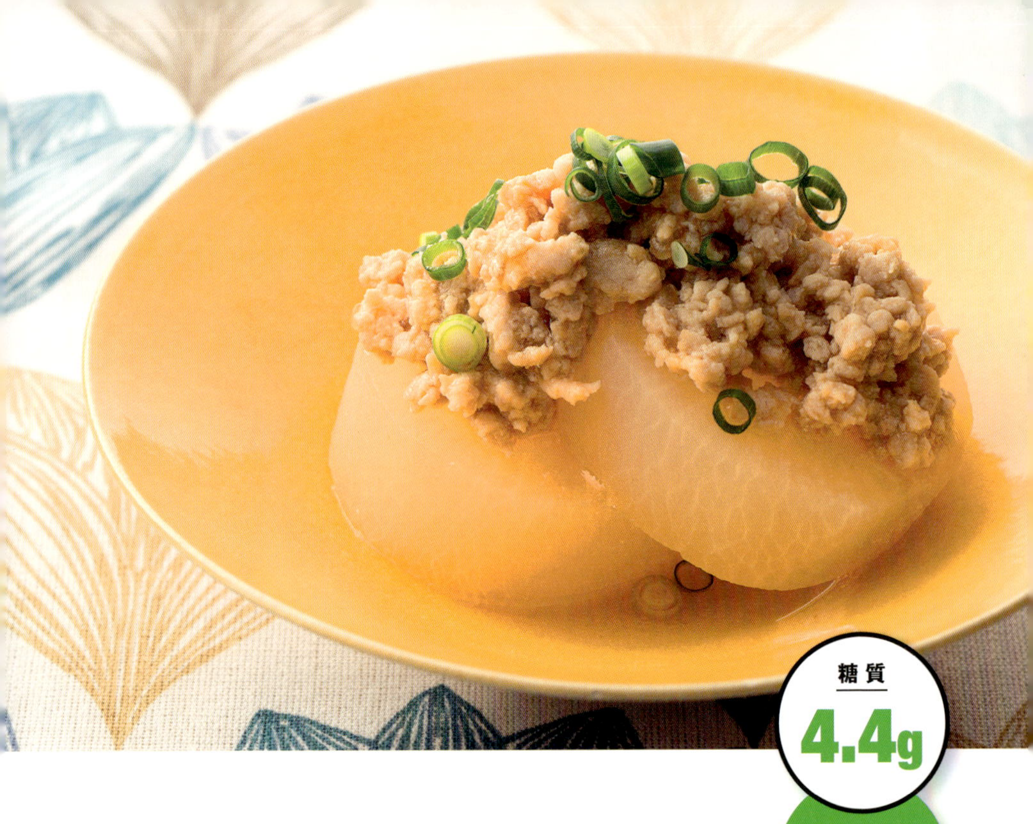

糖質

4.4g

大根の煮物 肉みそのせ

冷蔵で
3～4日間

うまみが凝縮した肉みそを
大根にたっぷりのせても食べて！

材料 （4人分）

大根……1/3本

A
- だし汁……2～3カップ
- 塩……小さじ1/3

B
- 鶏ひき肉……150ｇ
- しょうが（すりおろし）……小さじ1
- みそ……大さじ1
- しょうゆ……大さじ1
- 大根の煮汁……1/3カップ

作り方

1. 大根は厚めに皮をむき、2㎝厚さの輪切りにする。
2. 鍋に1とAを入れて煮立て、一度沸騰したらふたをして弱火で大根に竹串がすっと入るまで20～30分煮て、そのまま冷ます。
3. 小鍋にBを入れて混ぜてから中火にかけ、菜箸で混ぜながら、ひき肉の色が変わるまで炒め煮にして、そのまま冷ます。
4. 1と2を別々の保存容器に入れる。食べるときに大根に肉みそをかけ、小ねぎの小口切りを（分量外）散らす。

1人分　95kcal

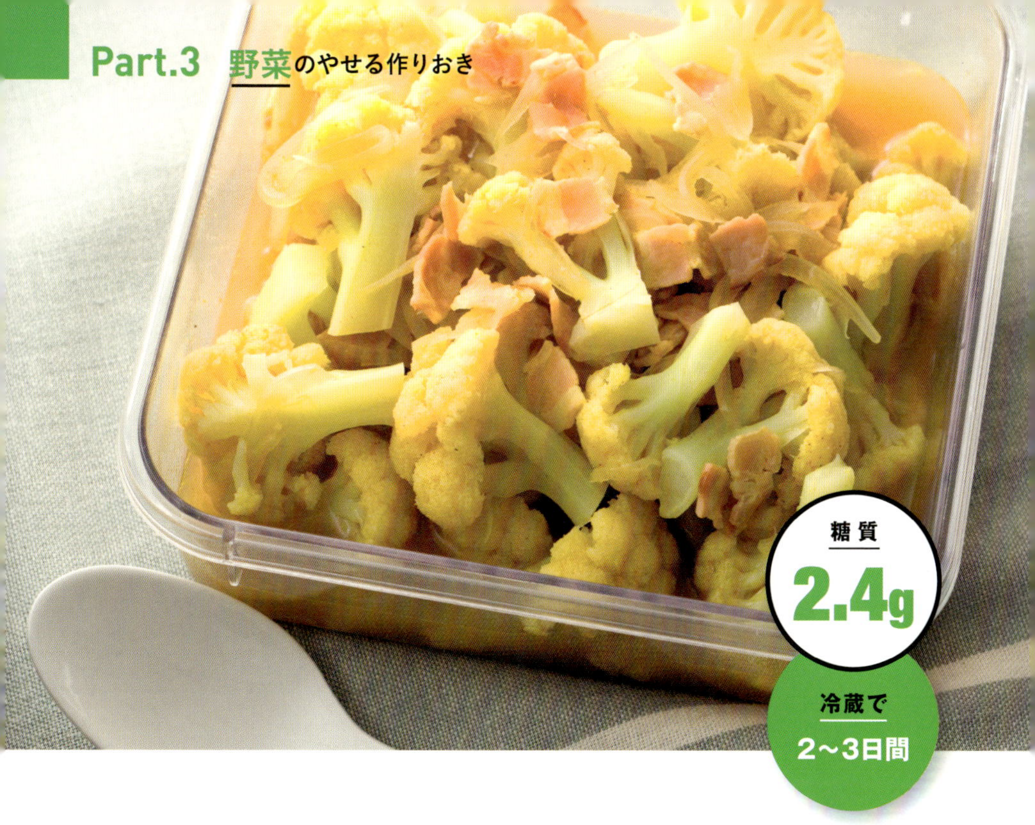

カリフラワーのカレー風味煮

**ほんのりスパイシーなカレーの味わいと
ホクホクとやわらかい食感はやみつきです。**

材料（4人分）

カリフラワー……2/3株（約200ｇ）
ベーコンスライス……2枚
玉ねぎ……1/6個
バター……5ｇ
A 水……1と1/2カップ
固形コンソメスープの素……3/4個
カレー粉……小さじ2/3

作り方

1 カリフラワーは小房に分ける。
2 ベーコンは8㎜幅に切り、玉ねぎは薄切りにする。
3 鍋にバターを中火で熱し、2を加えて焦がさないように1〜2分炒める。Aを加えて沸騰したら、1を加えて3〜4分煮て火を止める。

1人分　50kcal

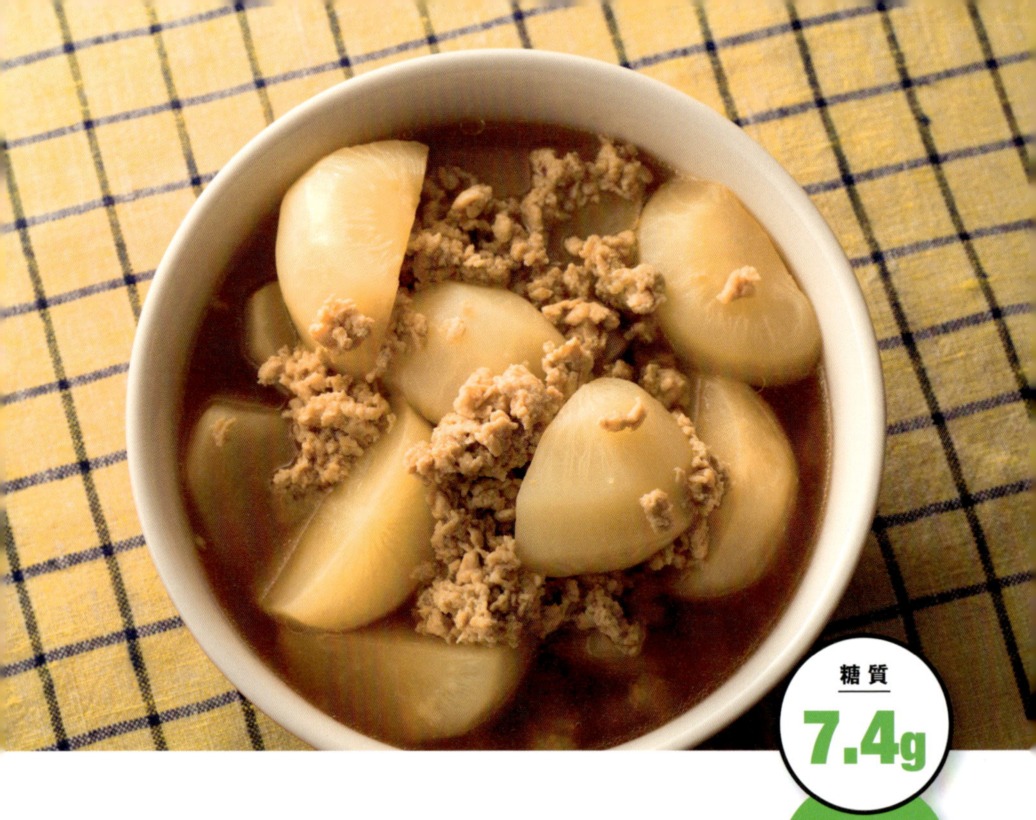

糖質
7.4g

冷蔵で
3日間

かぶのそぼろ煮

かぶは予熱でも火が通るので
完全にやわらかくなる前に火を止めるがコツ。

材料（4人分）

かぶ……6個

A
- 鶏ひき肉……80g
- だし汁……1〜1と⅓カップ
- しょうゆ……大さじ1と½
- みりん……大さじ1と½
- しょうが（すりおろし）……小さじ½

作り方

1 かぶは4〜6等分に切る。

2 鍋にAを入れて混ぜてから中火にかける。一度沸騰したら1を入れ、ふたをして弱火で5〜8分煮て、火を止める。

1人分　70kcal

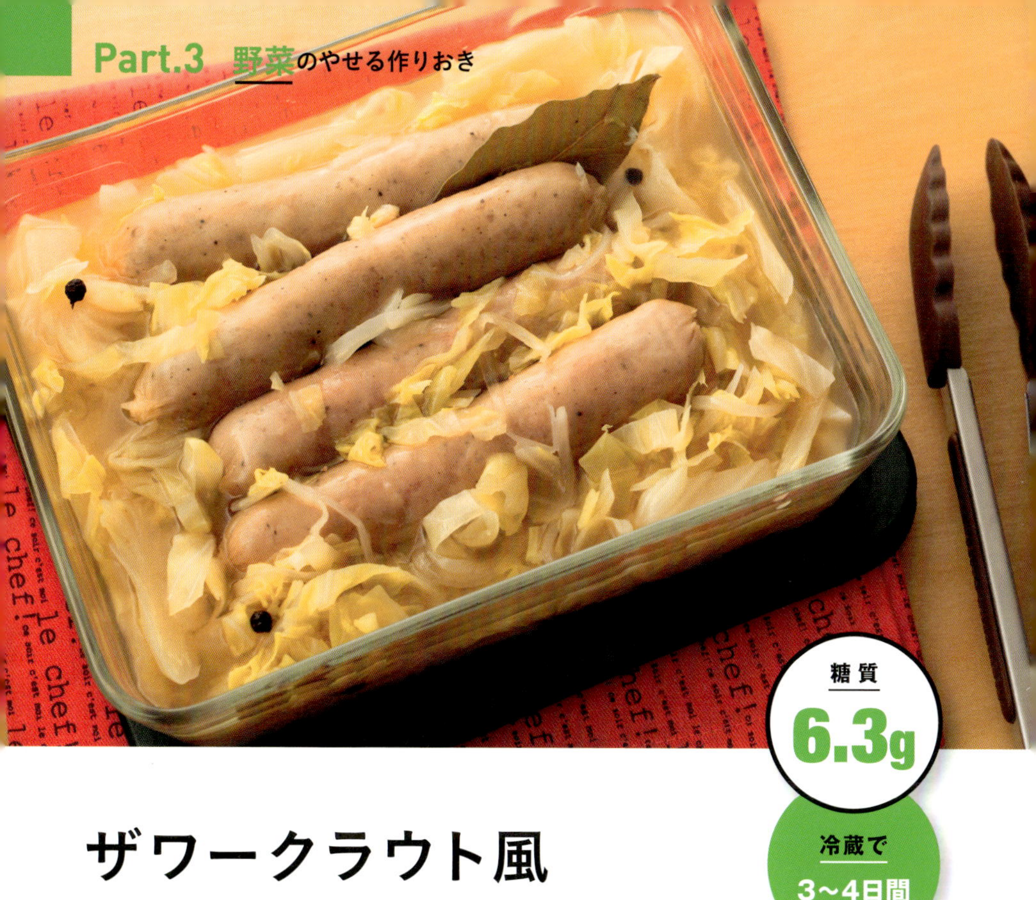

糖質
6.3g

冷蔵で
3～4日間

ザワークラウト風

血糖値の上昇をゆるやかにするお酢で、
野菜をしっかりもんでから煮込みます。

材料（4人分）

キャベツ……1/6個
玉ねぎ……1/4個
ソーセージ……大4本（小なら8本）
塩……小さじ2/3
酢……大さじ1
A
水……2と1/2～3カップ
白ワイン……大さじ3
ローリエ……3枚
固形コンソメスープの素……1個
黒粒こしょう（あれば）……8粒

作り方

1 キャベツは5㎜幅の太めのせん切りにする。玉ねぎは薄切りにする。
2 鍋に1、塩、酢を入れてよくもむ。Aを加えて中火にかけ、沸騰したらふたをして弱火～中火で5分ほど煮る。キャベツがしんなりしてきたらソーセージを加え、弱火で10分ほど煮て火を止める。

1人分　130kcal

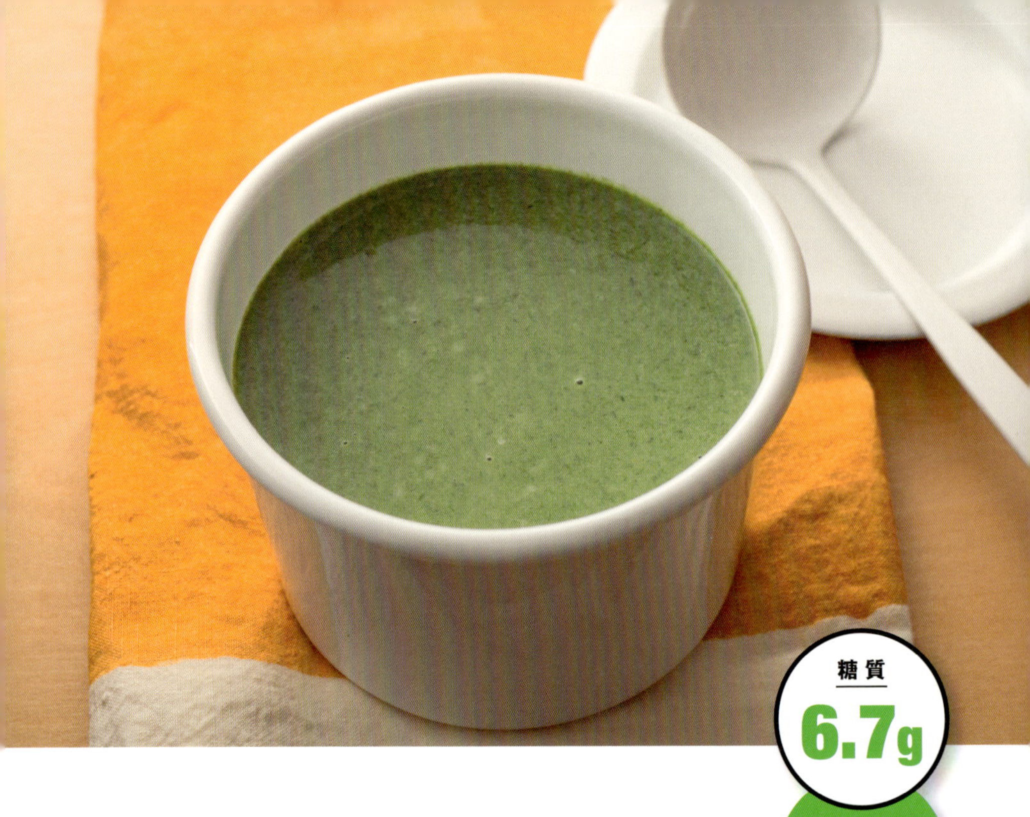

糖質

6.7g

冷蔵で

3～4日間

ほうれん草のポタージュ

生クリームを使ったまろやかリッチなスープ。
鉄分やカルシウムの補給にもおすすめです。

材 料（4人分）

ほうれん草……1束
玉ねぎ……¼個
じゃがいも……½個
バター……15ｇ
A 水……1カップ
固形コンソメスープの素……½個
塩、こしょう……各少々
生クリーム……½カップ
牛乳……1カップ

作り方

1 ほうれん草は熱湯で30秒ほどゆでて水にとり、3㎝長さに切る。玉ねぎは薄切りにする。じゃがいもは薄切りにする。

2 鍋にバターを弱火で熱し、1を入れて玉ねぎが透き通るまで炒める。Aを加えてふたをし、玉ねぎとじゃがいもがやわらかくなるまで5～8分煮る。

3 2の粗熱がとれたらミキサーにかけてなめらかにする。2の鍋に戻し入れ、生クリーム、牛乳を加えて沸騰させないようにひと煮立ちさせる。塩、こしょうで味をととのえて火を止める。

1人分　201kcal

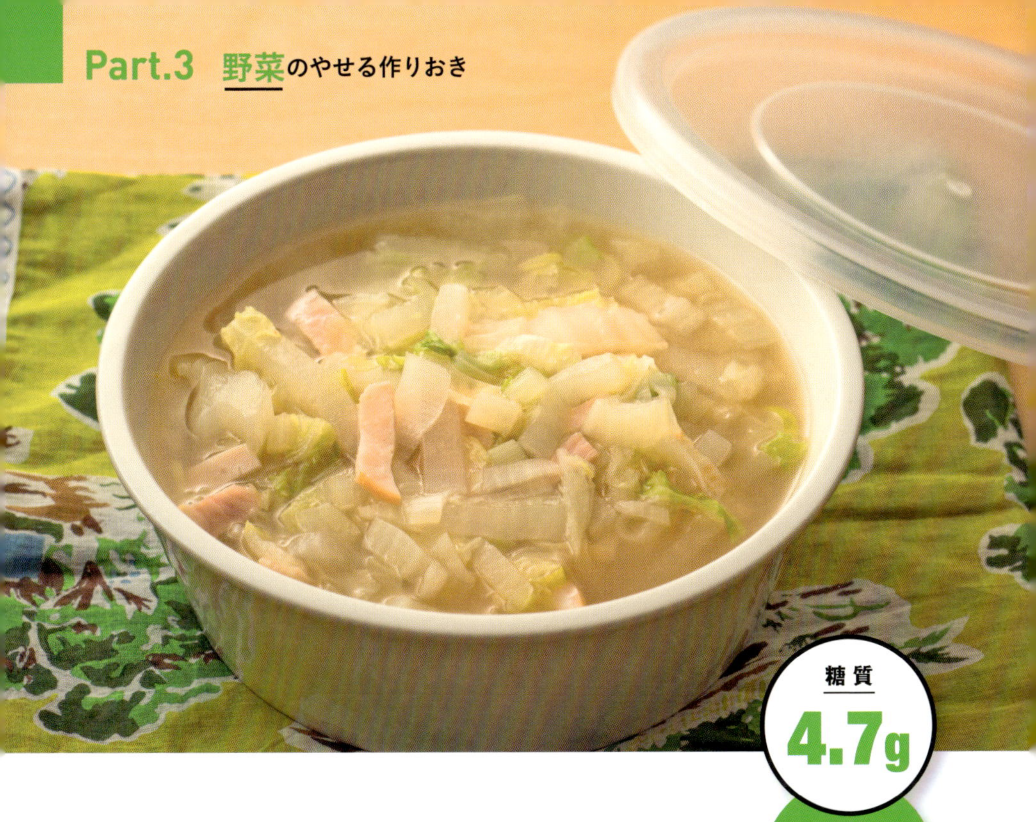

糖質 4.7g

冷蔵で 3日間

白菜と大根の白いスープ

味だしにハムを入れるだけで十分！
野菜本来のおいしさが存分に味わえます。

材料 （4人分）

白菜……1/8個
大根……6cm
長ねぎ（白い部分）……1本分
ハム……3枚
サラダ油……小さじ1
A | 水……3と1/2カップ
　| 固形コンソメスープの素……1と1/2個
塩、こしょう……各少々

作り方

1 白菜は2cm×5cm程度に細長く切る。大根とハムは太めのせん切りにする。
2 鍋にサラダ油を中火で熱し、1を入れて2〜3分炒める。全体に油が回ったら、Aを加えて一度沸騰させ、ふたをして弱火で10分ほど煮る。塩、こしょうで味をととのえて火を止める。

1人分　67kcal

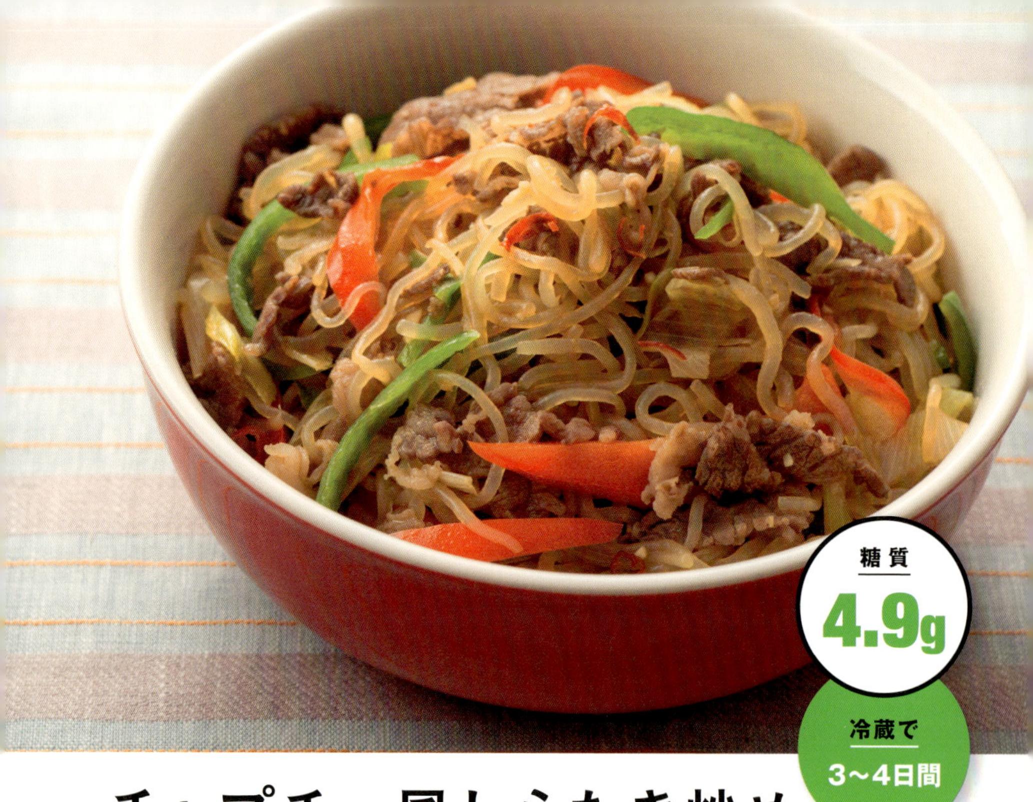

糖質
4.9g
冷蔵で
3～4日間

チャプチェ風しらたき炒め

具だくさんで味・ボリュームともに大満足！

材料（4人分）

しらたき……300g
牛薄切り肉……150g
ピーマン……1個
パプリカ（赤）……⅓個
長ねぎ……½本

A
- ごま油……大さじ½
- しょうゆ……大さじ½
- 焼酎……大さじ½
- しょうが（みじん切り）……小さじ1
- にんにく（みじん切り）……小さじ1

ごま油……大さじ1

B
- しょうゆ……大さじ1と⅓
- 砂糖……小さじ2
- オイスターソース……小さじ2
- 中華顆粒だし……小さじ½

作り方

1. 牛肉にAをもみ込む。
2. しらたきは熱湯で下ゆでし、水けをよく絞り、食べやすい長さに切る。ピーマンとパプリカは太めのせん切り、長ねぎは斜め薄切りにする。
3. フライパンにごま油を中火で熱し、1を入れて炒める。肉の色が変わってきたらほかの具材も加え、強火で炒め合わせる。全体に火が通ったら、Bを加えて煮からめて火を止める。

1人分　192kcal

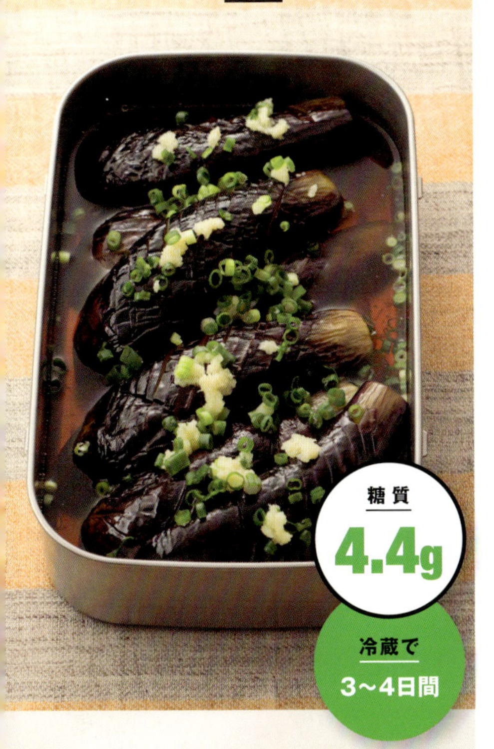
糖質
4.4g
冷蔵で
3〜4日間

なすの揚げびたし

とろりとやわらかな口当たりです。

材料（4人分）

なす……4個
揚げ油……適量
A だし汁……1と½カップ
しょうゆ……大さじ1と½
みりん……大さじ½
塩……小さじ1
しょうが（すりおろし）……少々
小ねぎ（小口切り）……適量

作り方

1 なすは縦半分に切り、斜めに切り込みを細かく入れる。水にさらしてペーパータオルで水けをよくふく。揚げ油を170℃に熱してなすを3〜4分揚げ、油をよくきる。
2 鍋にAを煮立てて火を止め、1を入れてそのまま冷ます。食べる直前にしょうが、小ねぎを添える。

1人分　132kcal

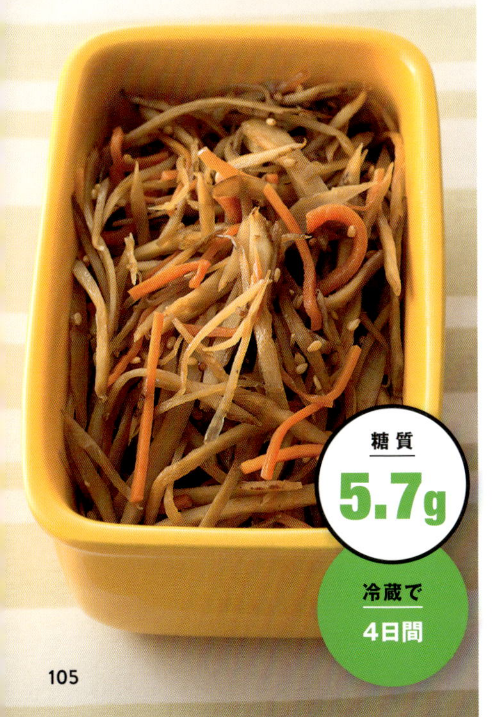
糖質
5.7g
冷蔵で
4日間

きんぴらごぼう

細めのせん切りにすると味がよくからみます。

材料（4人分）

ごぼう……⅔本
にんじん……30ｇ
ごま油……大さじ½
A 砂糖……大さじ½
しょうゆ……大さじ1弱
炒りごま（白）……小さじ½

作り方

1 ごぼうはよく洗って皮をこそげ、細めのせん切りにし、水にさらして水けをよくきる。にんじんもごぼうと同様に切る。
2 フライパンにサラダ油を中火で熱し、1を入れて3〜4分炒める。全体に油が回ってしんなりしてきたら、Aを加えて中火〜弱火で3分ほど炒める。火を止めて、ごまを加えて混ぜる。

1人分　50kcal

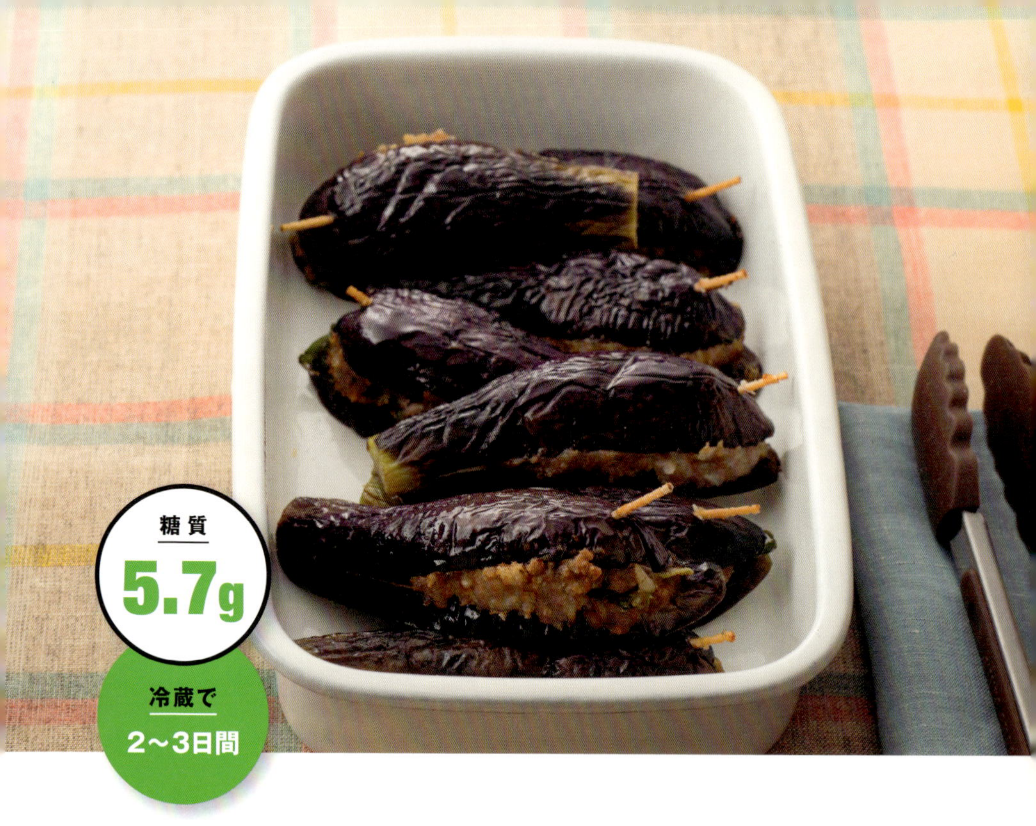

糖質
5.7g

冷蔵で
2～3日間

なすとひき肉のはさみ揚げ

ひき肉をはさんでおいしいボリュームアップおかずに。
しのばせた青じそが味のアクセントです。

材料 （4人分）

なす……4個

A
- 豚ひき肉……160g
- 玉ねぎ……1/3個
- 塩……小さじ1/4
- こしょう……少々
- 焼酎……小さじ1

青じそ……4枚
薄力粉……大さじ1
揚げ油、しょうゆ、しょうが（すりおろし）……各適量

作り方

1 なすは縦半分に切り、さらに上の部分を残して横に切り込みを入れ、ペーパータオルで水けをよくふく。青じそは軸を除き、半分に切る。
2 玉ねぎはみじん切りにしてボウルに入れ、Aを加えてよく練り混ぜて8等分にする。それぞれの肉の中に1の青じそを入れる。
3 2をなすの切り込み部分に詰めて手でしっかりと貼りつけるようにはさむ。周りにごく薄く、薄力粉をまぶし、爪楊枝を斜めに刺す。
4 揚げ油を170℃に熱し、3を入れて両面を2～3分ずつ揚げ、油をよくきる。食べるときにしょうが、しょうゆを添える。

1人分　304kcal

Part.4

ヘルシー！で食べごたえもあり！

大豆製品・豆類・卵のやせる作りおき

低糖質でヘルシーな大豆製品・豆類・卵のおかずは、
ボリュームがあって腹持ちもよいのが最大の魅力。
ここでは主菜にも副菜にもなる作りおきをご紹介。
糖質オフ生活が楽しくなるレシピばかりです。

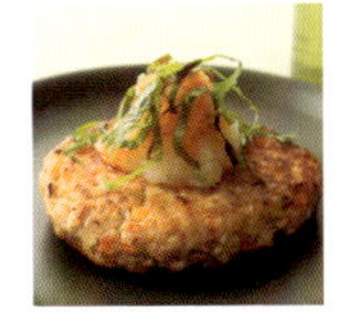

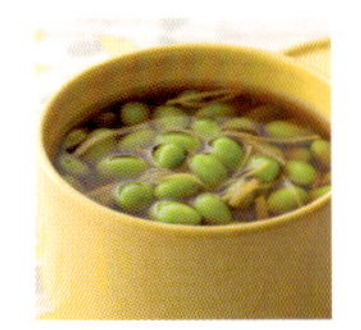

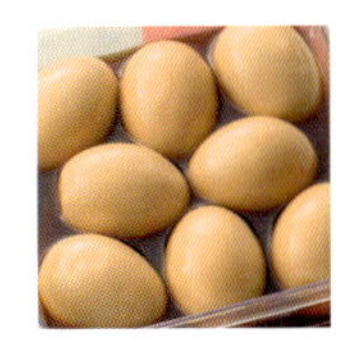

豆腐とひじき、野菜のコロコロサラダ

栄養満点のボリュームたっぷりサラダ。少量のわさびが味の決め手です。

材料（4人分）

木綿豆腐……½丁（200ｇ）
ひじき（乾燥）……8ｇ
パプリカ（赤）……⅓個
パプリカ（黄）……⅓個
枝豆（さやつき）……100ｇ
（さやから出して⅓カップ）
プロセスチーズ……25ｇ
A
- 酢……大さじ½
- サラダ油……大さじ½
- しょうゆ……大さじ1〜1と½
- 練りわさび……小さじ⅓
- 塩……少々

作り方

1. 豆腐はペーパータオルに包み、皿や水を入れた容器などで重石をし、冷蔵庫で2時間以上水きりしておく。
2. ひじきはさっと洗って水につけてもどす。熱湯で1〜2分ゆで、ざるにあげて水けをよくきる。パプリカは1㎝角に切り、同じ湯で1分ほどゆでて水けをきり、冷ましておく。
3. 枝豆は塩適量（分量外）をふってもみ、たっぷりの熱湯でゆでてざるにあげ、さやから出して薄皮を除く。1とプロセスチーズは1.5㎝角に切る。
4. ボウルにAを合わせ、2、3を加えてあえる。

1人分　101kcal

おからのポテサラ風

見た目も味わいもポテトサラダそのもの。ヨーグルトマヨで口当たりもしっとり！

材料（作りやすい分量）

生おから……150ｇ
きゅうり……1本
玉ねぎ……¼個
にんじん……3㎝
ハム……3枚
A
- マヨネーズ……大さじ4
- レモン汁……大さじ1〜1と½
- プレーンヨーグルト……大さじ1と½
- 塩、こしょう……各少々

作り方

1. 耐熱容器におからを入れ、ラップをしないで電子レンジで2分加熱し、粗熱をとる。
2. きゅうりと玉ねぎは薄切りにする。にんじんはせん切りにし、熱湯で1〜2分ゆでる。同じ湯できゅうりと玉ねぎも10〜20秒ゆで、ともに冷水にとり、水けを絞る。
3. ハムは5㎜幅の細切りにする。
4. ボウルに1とAを入れて混ぜ合わせ、2、3を加えてあえる。

⅙量　112kcal

これで糖質オフ！

豆腐はたんぱく質が豊富で、特に木綿豆腐の糖質量は100gあたり1.2gで、絹ごし豆腐よりも低く、食べごたえもあっておすすめです。

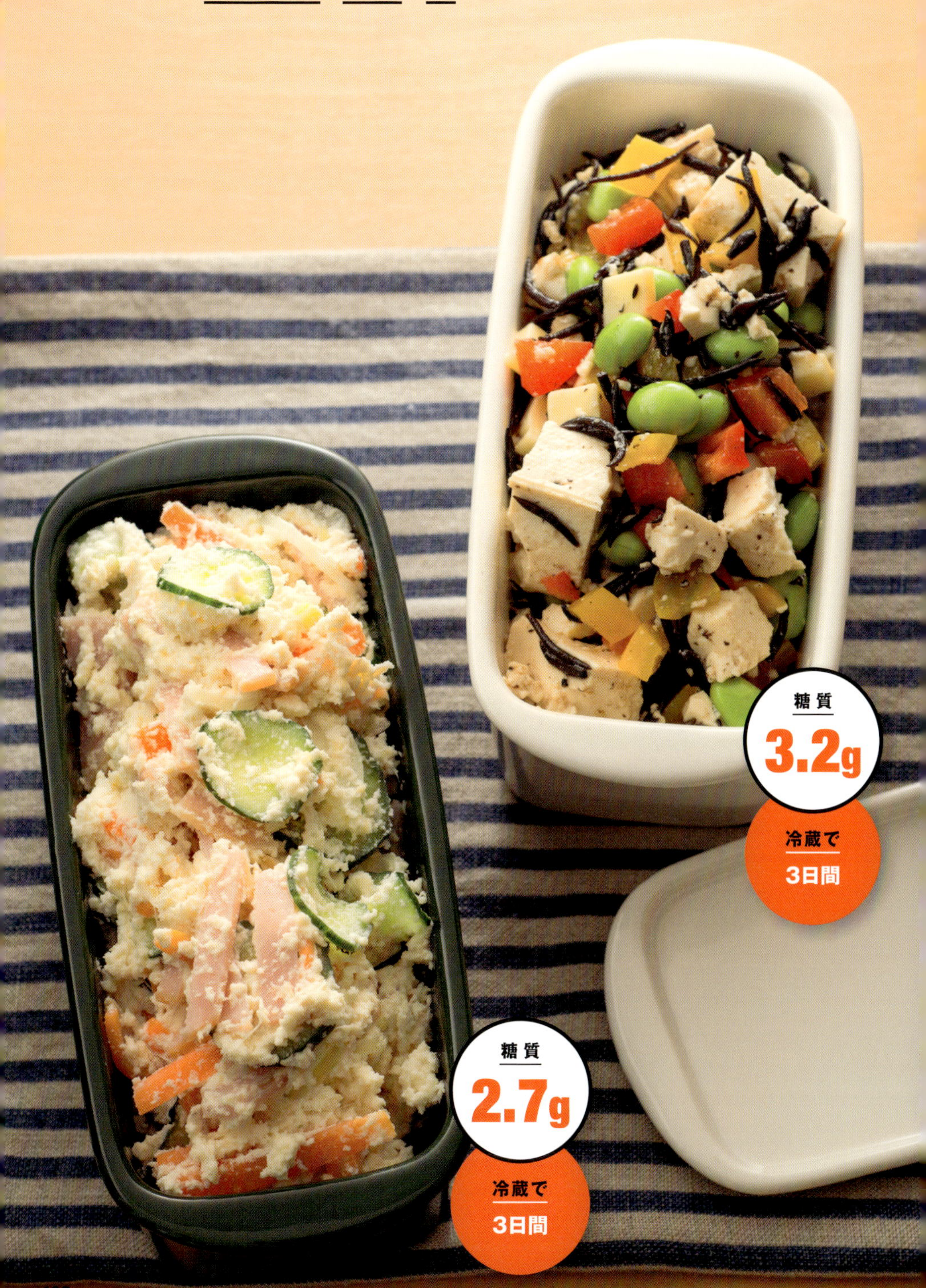
糖質
3.2g
冷蔵で
3日間
糖質
2.7g
冷蔵で
3日間

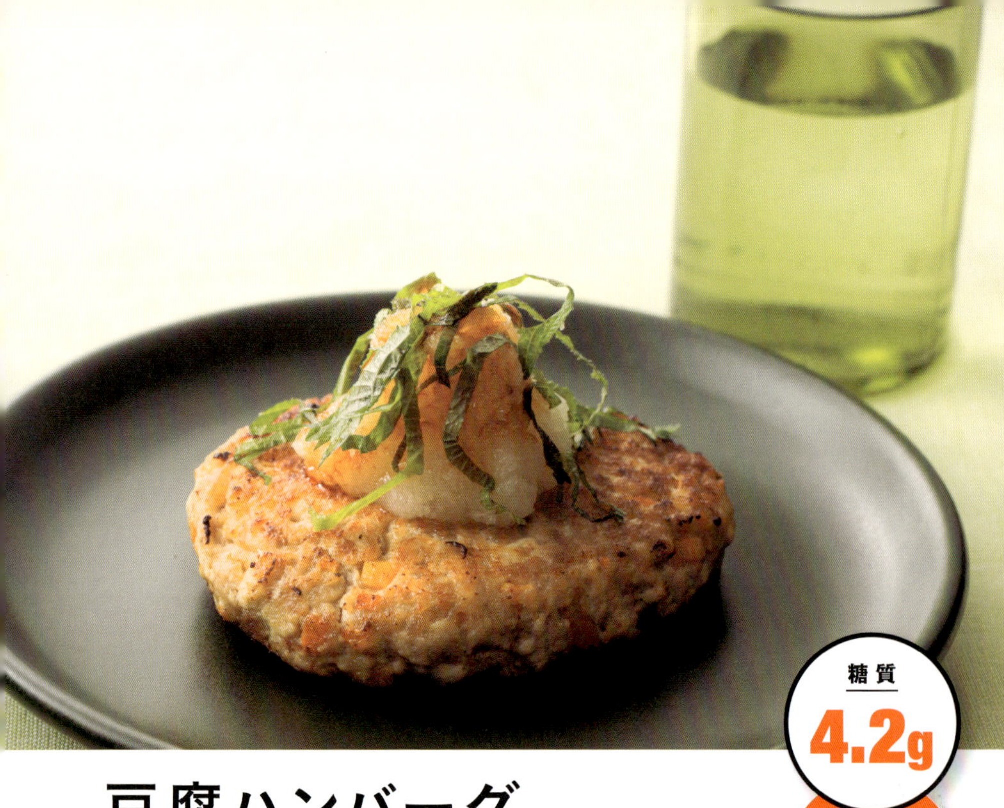

糖質
4.2g

冷蔵で
3〜4日間

豆腐ハンバーグ

**あっさりしていて消化のよいメニュー。
ダイエット中でも食べごたえが十分なのがうれしい！**

材料（4人分）

木綿豆腐……½丁（200ｇ）
A 豚ひき肉……200ｇ
　パン粉……大さじ2
　卵……1個
　塩……小さじ⅓
玉ねぎ……⅓個
にんじん……2㎝
サラダ油……小さじ2
大根おろし、青じそ（せん切り）、
　しょうゆ……各適量

作り方

1 豆腐はペーパータオルに包み、皿や水を入れた容器などで重石をし、冷蔵庫で2時間以上水きりしておく。

2 玉ねぎとにんじんは細かいみじん切りにする。フライパンにサラダ油の半量を熱し、玉ねぎとにんじんを入れて3〜5分ほど炒め、冷ましておく。

3 ボウルに1、2、Aを入れてよく練り混ぜ、4等分にして小判形にまとめる。

4 フライパンに残りのサラダ油を中火で熱し、3を入れて両面を1〜2分ずつ焼いて焼き色をつける。ふたをして弱火で8分ほど蒸し焼きにする。食べるときに大根おろし、青じそをのせ、しょうゆをかける。

1人分　205kcal

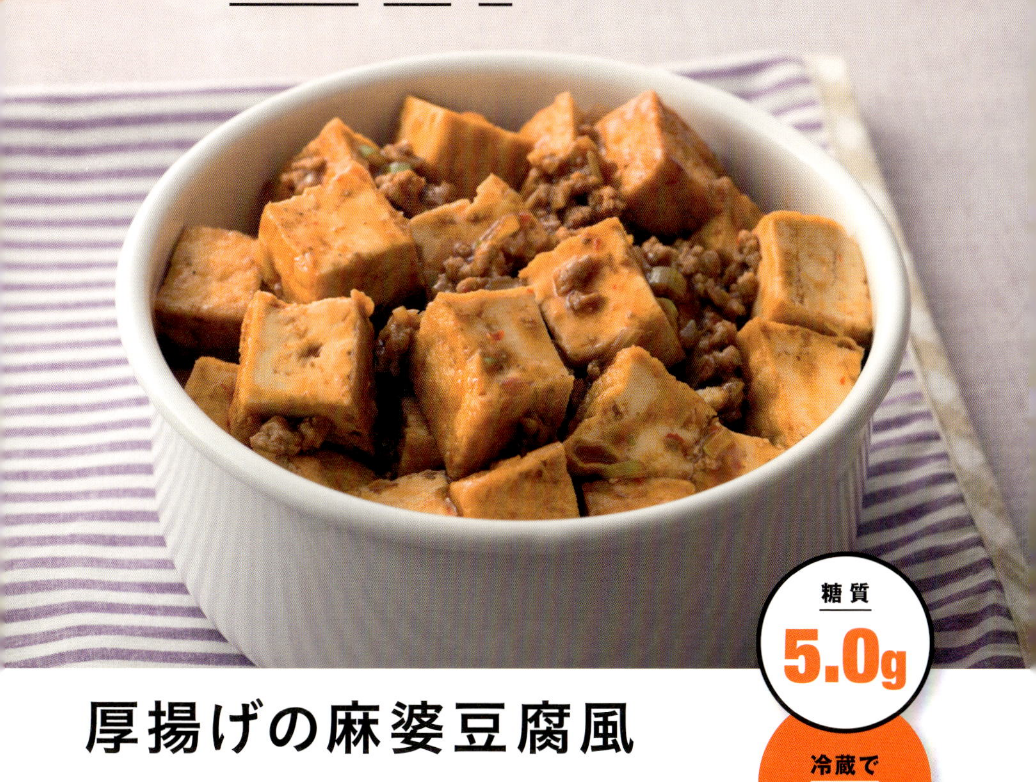

糖質 5.0g

冷蔵で 3日間

厚揚げの麻婆豆腐風

厚揚げは超低糖質で噛みごたえもバッチリ！
少量の水溶き片栗粉でとろみをつけます。

材料（4人分）

厚揚げ……350～400ｇ
豚ひき肉……100ｇ
長ねぎ……⅓本
しょうが（みじん切り）……大さじ½
ごま油……大さじ1
A 水……⅔カップ
甜麺醤……大さじ1と½
焼酎……大さじ1
しょうゆ……小さじ2
豆板醤……小さじ1
鶏ガラスープの素……小さじ½
水溶き片栗粉
片栗粉……小さじ1
水……小さじ2
粉山椒……少々

作り方

1 厚揚げは2㎝角に切る。長ねぎはみじん切りにする。
2 フライパンにごま油を中火で熱し、ひき肉、長ねぎ、しょうがの順に入れて炒める。肉の色が変わったら、厚揚げ、混ぜ合わせたAを加え、煮立ったら中火で2分ほど煮る。
3 2に水溶き片栗粉を加えてとろみをつけ、仕上げに粉山椒を加えてざっと混ぜ、火を止める。

1人分　244kcal

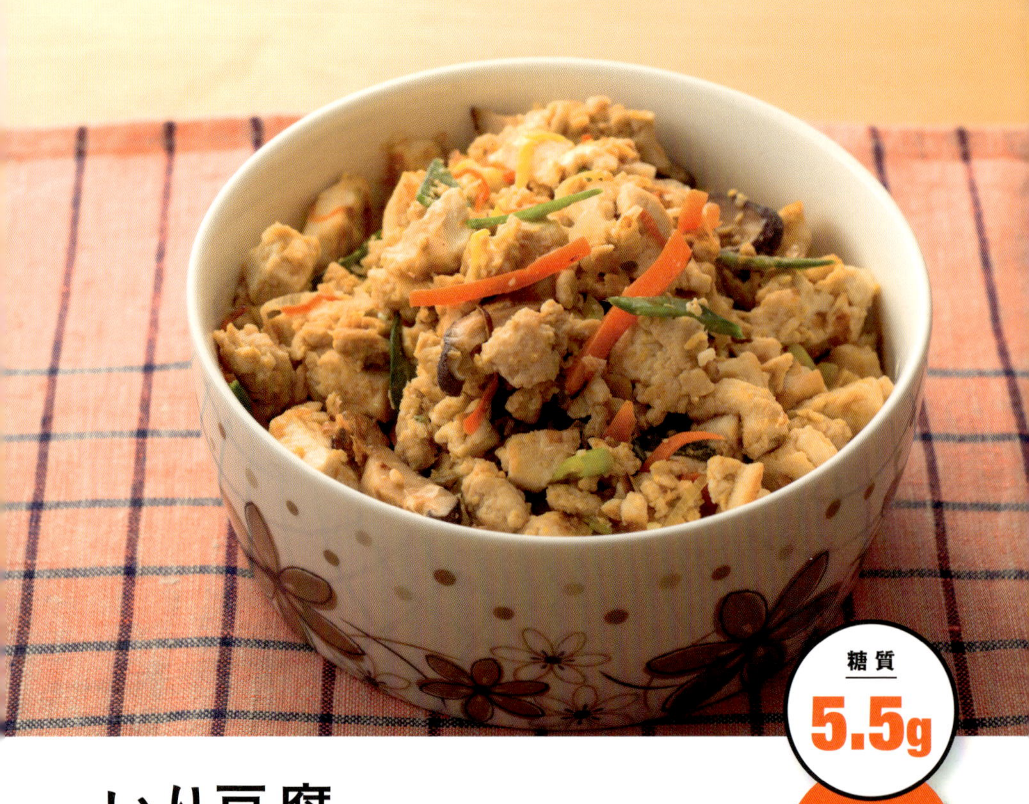

糖質
5.5g

冷蔵で
3〜4日間

いり豆腐

**主食の代わりにもなる腹持ちがよい常備菜。
何度でも食べたくなる味わいです。**

材料（4人分）

木綿豆腐……1丁（350〜400ｇ）
干ししいたけ……2個
鶏ひき肉…………70ｇ
にんじん……3㎝
長ねぎ……¼本
絹さや……6〜8枚
卵……1個
サラダ油……小さじ1
A　だし汁……大さじ3
　しょうゆ……大さじ2弱
　みりん……大さじ1
かつお節…小1パック（3ｇ）

作り方

1　豆腐はペーパータオルに包み、皿や水を入れた容器などで重石をし、冷蔵庫で2時間以上水きりしておく。干ししいたけはぬるま湯に1〜2時間つけてもどす。

2　にんじんはせん切り、1の干ししいたけは石づきを除いて薄切りにする。長ねぎは小口切り、絹さやはへたと筋を除き、斜め細切りにする。

3　フライパンにサラダ油を中火で熱し、ひき肉、絹さや以外の2を入れて炒める。肉の色が8割程度変わったら、1の豆腐を加えてゴムべらでくずすようにして炒める。

4　3にAを煮立て、2の絹さやも加える。溶きほぐした卵を回し入れて中火でポロポロになるまで炒める。火を止めてかつお節を加えてひと混ぜする。

1人分　150kcal

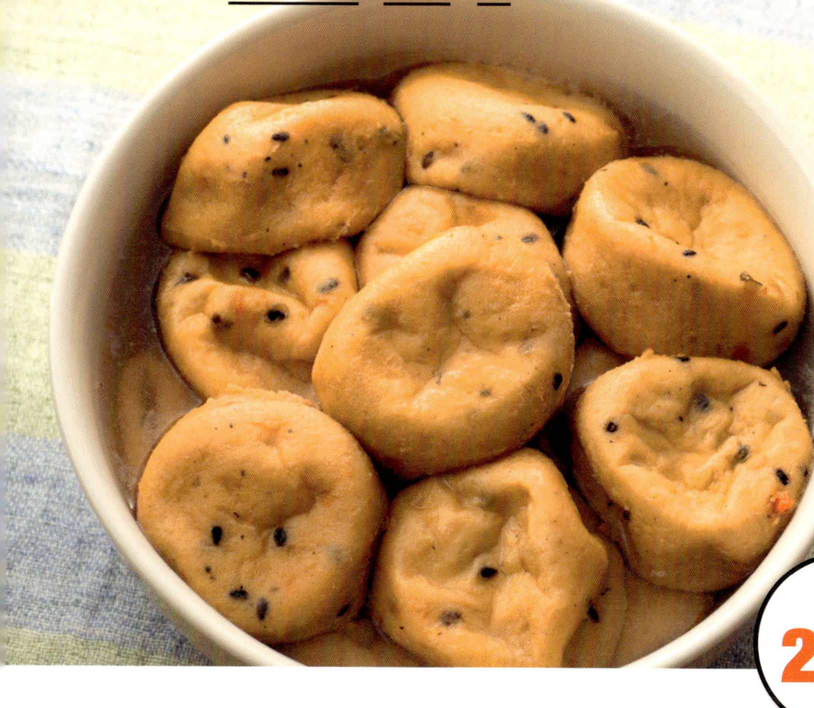

糖質
2.8g

冷蔵で
3〜4日間

がんもどきの含め煮

大豆加工品の中でも特におすすめの食材。
だし汁をたっぷり吸わせれば、うまみがしみ出ます。

材料 (4人分)

がんもどき………8〜12個

A
- だし汁……2カップ
- しょうゆ……大さじ1
- みりん……大さじ1
- 焼酎……大さじ1
- 塩……小さじ½

作り方

1 がんもどきは熱湯で1〜2分ゆで、ざるにあげて水けをきる。

2 鍋に1、Aを入れて中火で煮立て、落としぶたをして弱火で10〜15分煮てそのまま冷ます。

1人分　148kcal

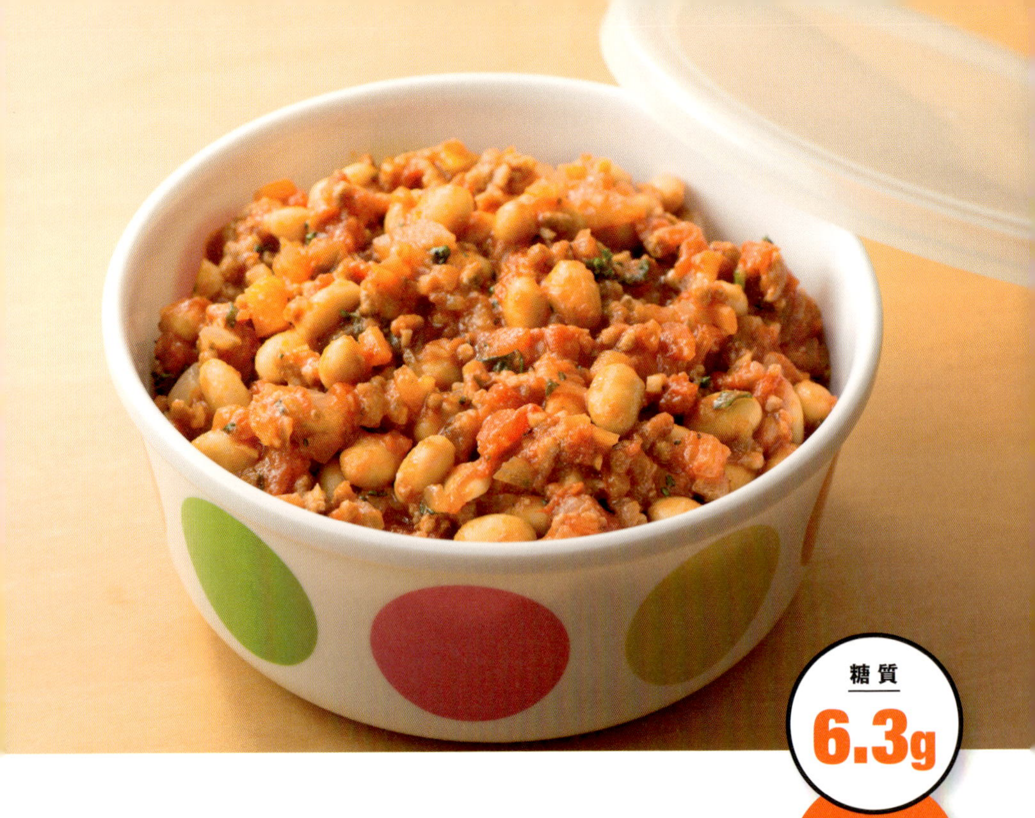

糖質
6.3g

冷蔵で
4～5日間

大豆のチリコンカン風

お手軽な水煮を使用。オムレツの具にしても、
レタスなどの葉野菜に包んで食べてもおいしい！

材料（4人分）

大豆水煮……150ｇ
合いびき肉……100ｇ
にんじん……¼本
玉ねぎ……½個
にんにく……1かけ
サラダ油……大さじ1
A
トマト水煮缶（カットタイプ）……300ｇ
固形コンソメスープの素……1個
赤唐辛子……1本
白ワイン……大さじ2
水……大さじ2
塩、こしょう……各少々
パセリ（みじん切り）……適量

作り方

1. にんじんは8㎜角に切り、玉ねぎ、にんにくはみじん切りにする。
2. 鍋にサラダ油を熱し、1、ひき肉を入れて弱火～中火でじっくりと炒める。玉ねぎが透き通ってきたら、A、大豆水煮を加えてふたをして弱火で15～20分煮込む（途中水分がなくなるようであれば、水少々を足す）。仕上げにパセリを加えてざっと混ぜ、火を止める。

1人分　172kcal

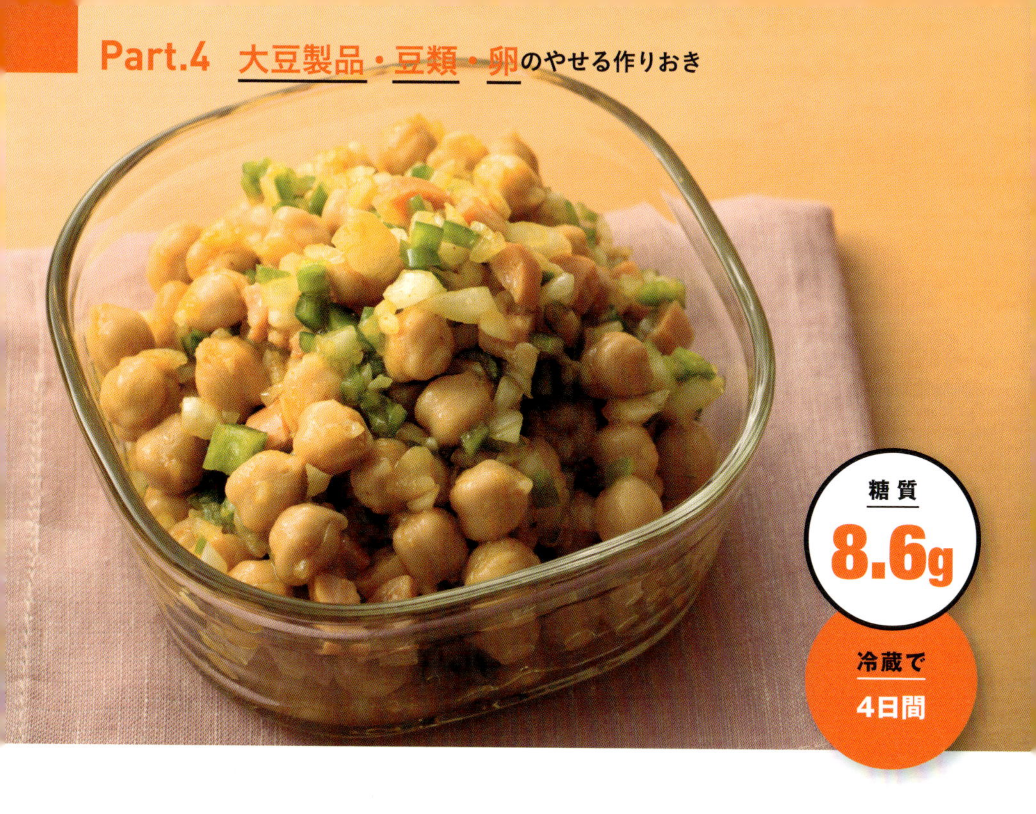

糖質
8.6g

冷蔵で
4日間

ひよこ豆のカレー風味サラダ

ひよこ豆には糖質代謝を促すビタミンB_1が豊富。
食物繊維も多いのでおいしく便秘予防できます。

材料（4人分）

ひよこ豆水煮または缶……150g
玉ねぎ……½個
ピーマン……2個
粗びきウインナー……2本
A
- オリーブオイル……大さじ1
- 酢……小さじ1
- カレー粉……小さじ⅔
- 塩……小さじ½

作り方

1. 玉ねぎはみじん切りにして水に5分ほどさらし、水けをよく絞る。ピーマンはみじん切りにする。ウインナーは熱湯で2〜3分ゆで、ざるにあげて水けをきり、粗みじん切りにする。
2. ボウルにAを合わせ、1、水けをきったひよこ豆を加えてあえる。

1人分　138kcal

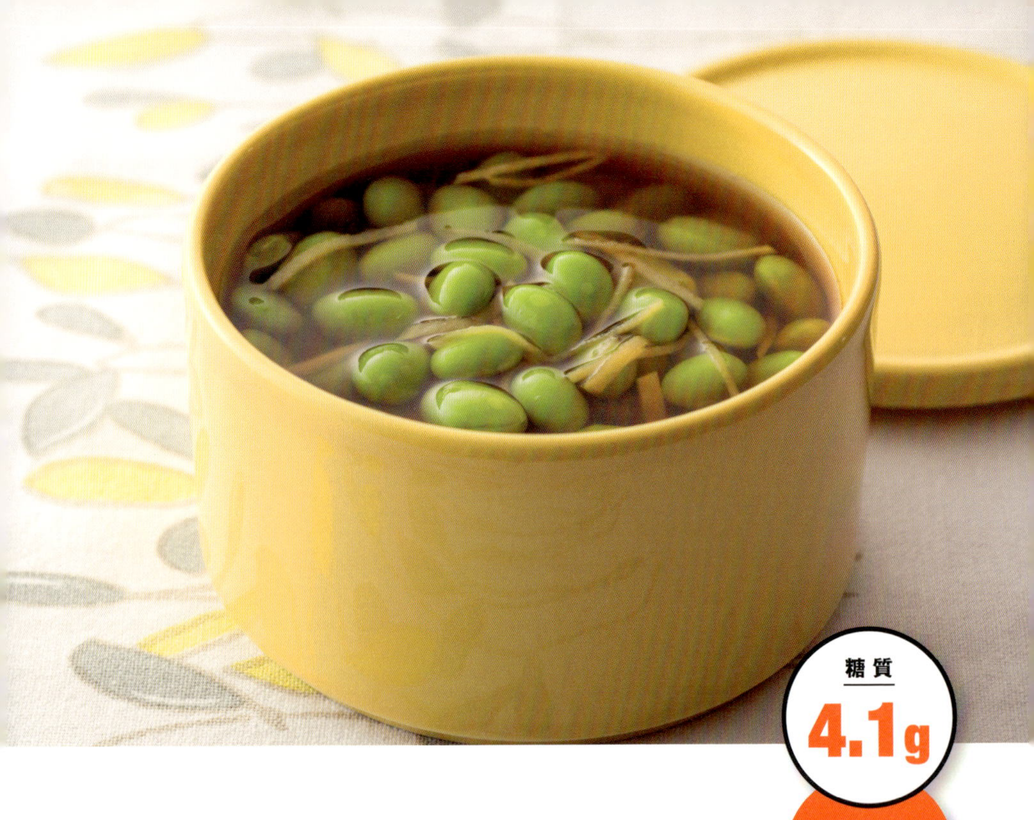

糖質
4.1g

冷蔵で
4〜5日間

ひたし豆

枝豆をだし汁に漬けるだけなので手間いらず。しょうがを加えたさっぱり味で、お酒もすすみそう！

材料（4人分）

枝豆※（さやつき）
……300ｇ（さやから出して1カップ）

A
- だし汁……⅔カップ
- しょうゆ……大さじ1
- みりん……大さじ1
- しょうが（せん切り）……1かけ分

※枝豆のない時期は冷凍でＯＫ。

作り方

1. 枝豆は塩適量（分量外）をふってもみ、たっぷりの熱湯でゆでてざるにあげ、さやから出して薄皮を除く。
2. 鍋にAを合わせて煮立て、一度沸騰させて火を止める。保存容器に移し、1を加えて浸す。

1人分　61kcal

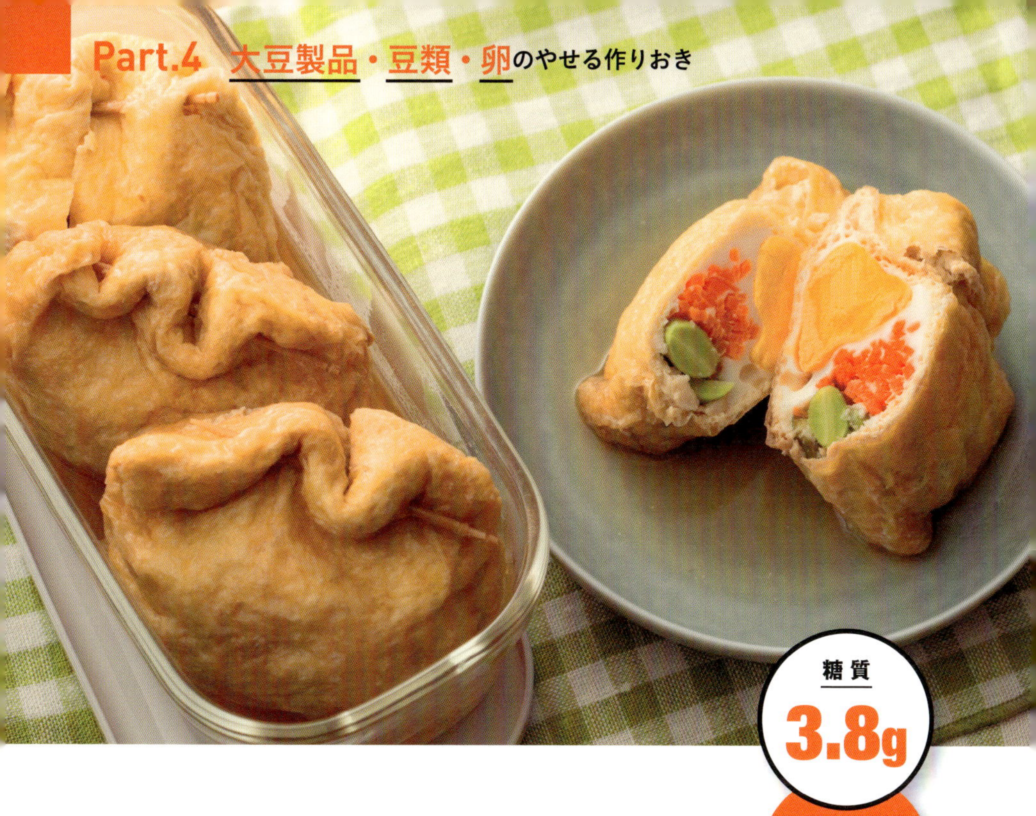

糖質
3.8g

冷蔵で
3～4日間

油揚げの卵入り宝煮

卵が丸ごと入っていてとってもボリューミー。
冷ましながらだしをしみ込ませていきます。

材料（4人分）

油揚げ……大2枚
卵……小4個
にんじん……30ｇ
枝豆（冷凍・さやから出す）
……大さじ2
A だし汁……2カップ
しょうゆ……大さじ1
みりん……大さじ1
焼酎……小さじ1

作り方

1 油揚げはまな板の上において箸を転がして開きやすくし、半分に切る。熱湯で2分ゆで、ざるにあげて水けをきる。
2 にんじんはせん切りにする。
3 1に2と枝豆を等分に入れる。小さな器に卵を1個ずつ割り、油揚げの中にそっと入れて爪楊枝で留める。全部で4個作る。
4 鍋にAを合わせて煮立て、3を入れて落としぶたをして弱火で8～10分煮る。そのまま冷まして味を含ませ、煮汁ごと保存容器に移す。

1人分　162kcal

味玉

人気の味玉を中華風にアレンジ。
ちょい足しのごま油でおいしさ倍増！

材料（作りやすい分量）

卵……8個

A
- 水……2カップ
- 焼酎……大さじ4
- 鶏ガラスープの素……小さじ2
- しょうゆ……⅔カップ弱
- オイスターソース……小さじ4

ごま油……小さじ2

作り方

1 鍋に常温にもどした卵、かぶるくらいの水、酢大さじ1（分量外）を入れて中火にかけ、沸騰したら弱火にして8分ゆでる。水にとって冷まして殻をむく。

2 小鍋に**A**を煮立て、沸騰したら2〜3分煮てアルコールを飛ばす。ごま油を加えて保存容器に入れ、**1**を加えて2時間〜ひと晩以上漬ける。

1個分　104kcal

うずら卵の塩麹漬け

塩麹のうまみと甘みが移ったやさしい味わい。
小腹が空いたときのおやつおやつにもおすすめです。

材料（作りやすい分量）

うずら卵……12〜14個
塩麹……適量

作り方

1 鍋に常温にもどしたうずら卵、かぶるくらいの水、酢大さじ1（分量外）を入れて中火にかけ、沸騰したら弱火にして3〜4分ゆでる。冷水にとって冷まして殻をむく。

2 保存容器に**1**を入れ、塩麹をかぶる程度加える。ラップをぴっちりと上にかけてふたをし、1日以上漬け込む。

¼量　70kcal

これで糖質オフ！

卵とうずら卵の糖質量は0.3g。低糖質で必須アミノ酸もバランスよく含まれているので、糖質オフダイエットにぴったりです。

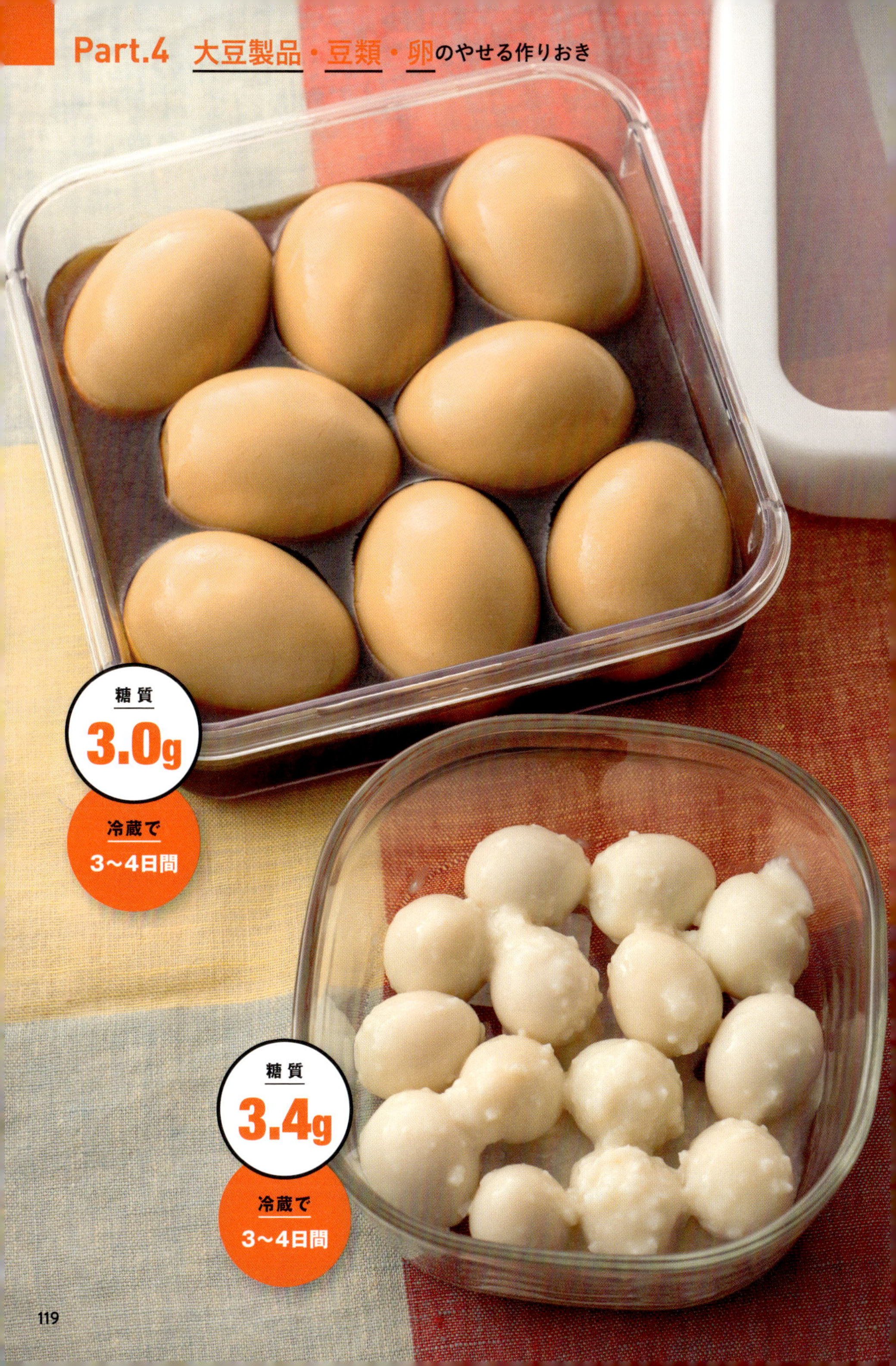
糖質
3.0g
冷蔵で
3～4日間
糖質
3.4g
冷蔵で
3～4日間

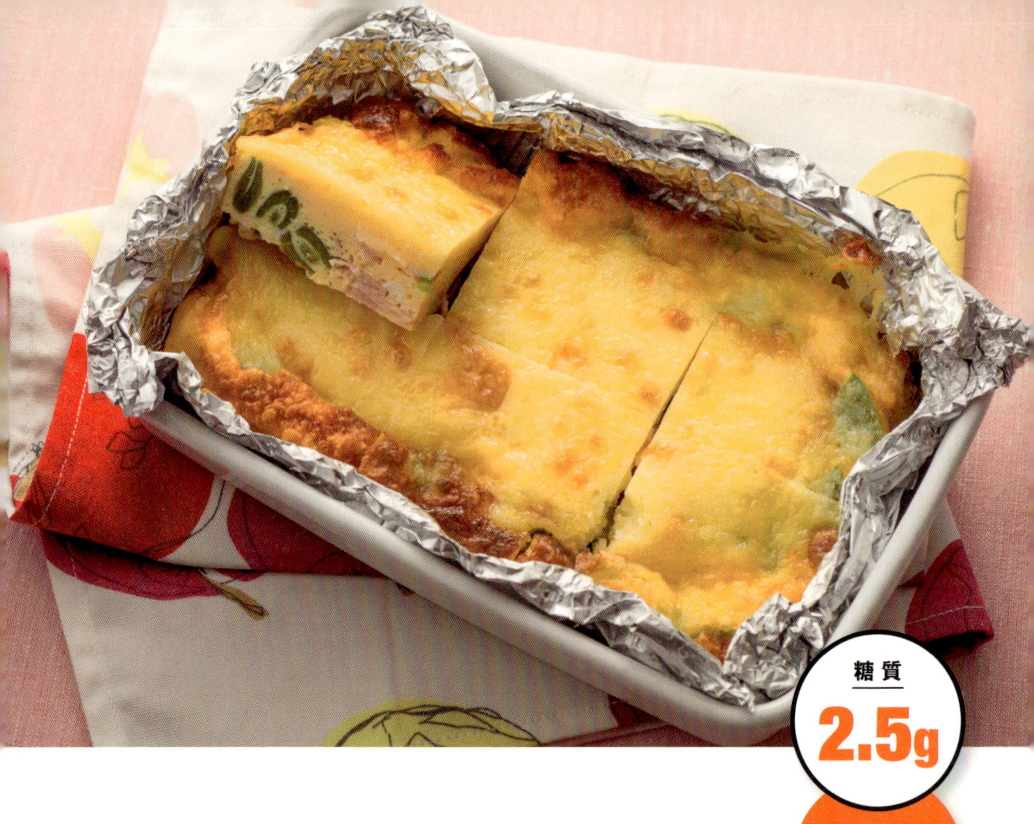

糖質
2.5g

冷蔵で
3~4日間

手間なしキッシュ

パイ生地を使わず、バットに流し込んで焼くだけ！
糖質を気にせずに安心してたっぷり食べられます。

材料（4人分）

卵……4個
スナップえんどう……8本
ベーコンスライス……2枚
生クリーム……大さじ4
塩、こしょう……各少々
溶けるチーズ……100g

作り方

1 スナップえんどうはへたと筋を除き、熱湯で2分ゆでてざるにあげ、斜め3等分に切る。ベーコンは1cm幅に切る。
2 ボウルに卵を溶きほぐし、生クリーム、塩、こしょう、1を加えて混ぜる。アルミホイルやオーブンシートを敷いた耐熱性のバットに流し込む。
3 200℃に予熱したオーブンに2を入れ、全体にこんがりと色づくまで15～25分焼く。途中表面が固まってきたら、一度取り出して溶けるチーズをのせる。

1人分　264kcal

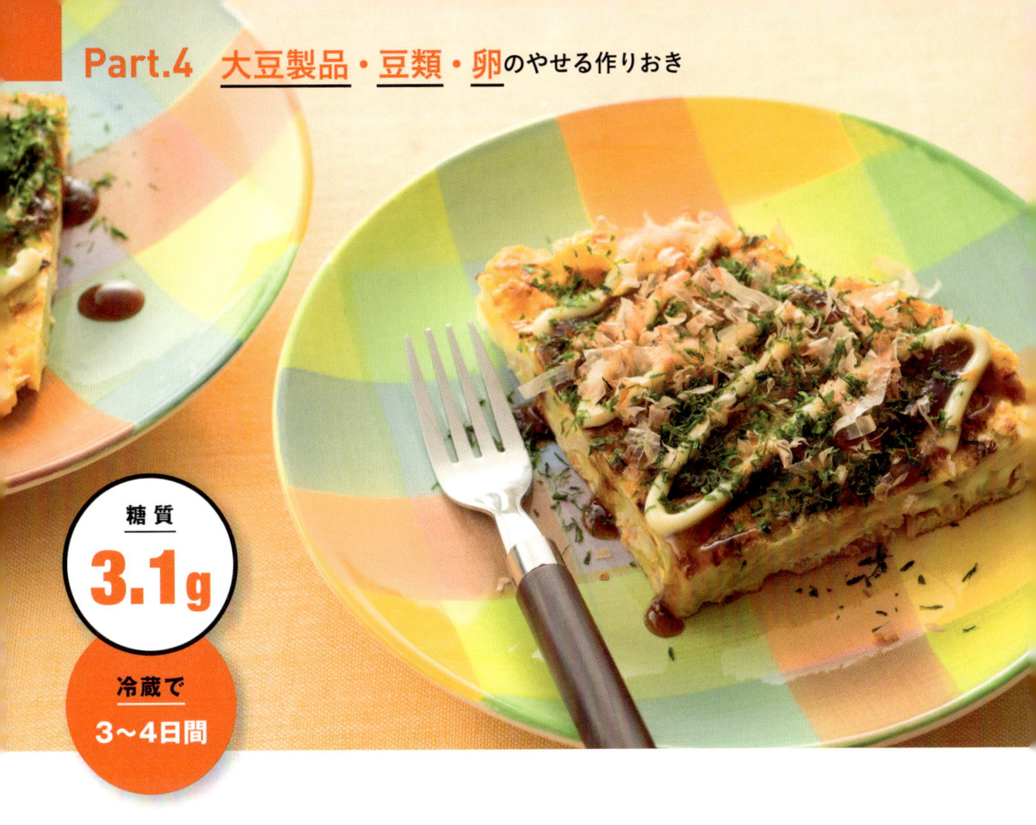

糖質 3.1g

冷蔵で 3〜4日間

卵とキャベツのお好み焼風

粉類を使わないお好み焼きが完成！
もの足りなさはなく、満足感もバッチリ！

材料（4人分）

卵……4個
キャベツ……約3枚（150ｇ）
桜えび……8ｇ
紅しょうが……大さじ1
塩、こしょう……各少々
サラダ油……小さじ1
中濃ソース（またはお好み焼き用ソース）
……大さじ1〜2
マヨネーズ……大さじ1〜2
かつお節、青のり……各適量

作り方

1 キャベツはせん切りにする。ボウルに卵を溶きほぐし、塩、こしょうを加えて混ぜる。

2 フライパンにサラダ油を中火で熱し、1のキャベツを入れてしんなりするまで炒め、平らに丸く広げる。上から1の卵液を回しかけ、桜えび、紅しょうがを散らす。ふたをして弱火で3〜4分焼き、裏返して両面がカリッとするまで2〜3分焼く。

3 粗熱がとれたら切り分けて保存容器に移す。食べるときにソース、マヨネーズをかけ、かつお節、青のりを散らす。

1人分　129kcal

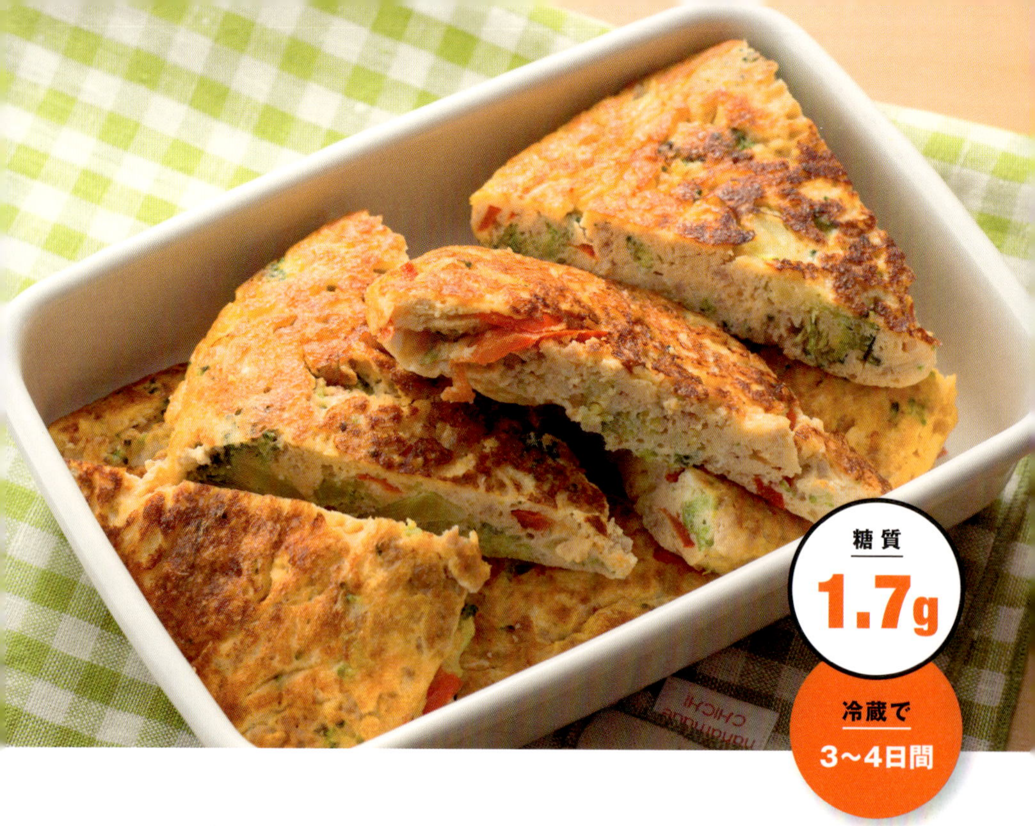

具だくさんスパニッシュオムレツ

冷めたほうがむしろおいしいデリ風惣菜。
中までしっかりと焼いて保存します。

材料（4人分）

卵……5個
豚ひき肉……100ｇ
パプリカ（赤）……¼個
ブロッコリー……5房
オリーブオイル……大さじ1
A 牛乳……大さじ4
塩、こしょう……各少々

作り方

1 パプリカはせん切りにする。ブロッコリーは熱湯でゆでてざるにあげ、1房を3～4等分に切り分ける。
2 ボウルに卵を溶きほぐし、1、豚ひき肉、Aを加えて混ぜ合わせる。
3 直径18～20㎝のフライパンにオリーブオイルを中火で熱し、2を一気に流し込む。大きく何回か混ぜて半熟状になってきたら、ふたをして弱火で5～7分焼く。底面に焼き色がついてきたら、裏返して3～5分焼く。粗熱がとれたら切り分ける。

1人分　199kcal

常備しておくと便利！

糖質オフの おかずの素・たれ・ディップ

まとめて作っておくと糖質オフレシピのレパートリーがぐんと広がる、
おかずの素・たれ・ディップをご紹介。

肉ねぎみそ

香味野菜をきかせて味わいアップ。

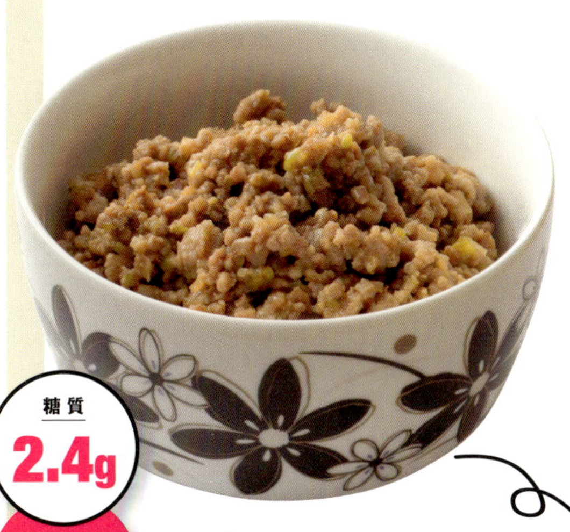

糖質
2.4g

冷蔵で
3~4日間

材料（作りやすい分量）

鶏ひき肉……200ｇ
長ねぎ……1/3本
しょうが（すりおろし）……小さじ1
サラダ油……小さじ1/2
A
- みそ……大さじ1
- しょうゆ……大さじ1
- 焼酎……大さじ1
- 砂糖……小さじ1

作り方

1 長ねぎはみじん切りにする。
2 フライパンにサラダ油を中火で熱し、ひき肉を炒める。肉の色が変わってきたら1としょうがを加えて炒め、Aも加えて軽く煮つめて火を止める。

1/4量　105kcal

サラダ野菜にトッピング

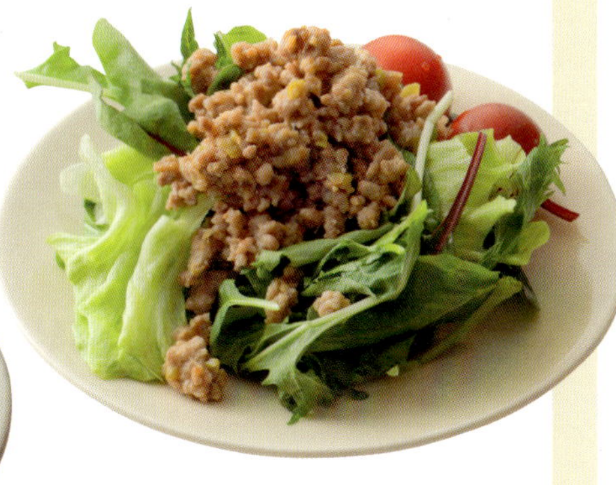

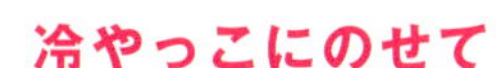

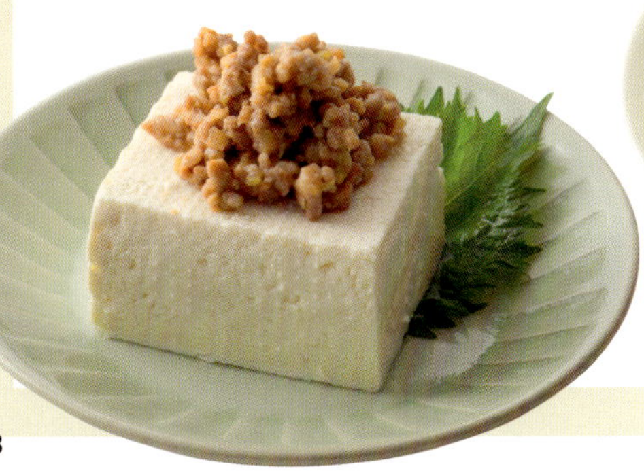

中華風ザーサイねぎだれ

超低糖質なうえに材料を刻んで混ぜるだけ！

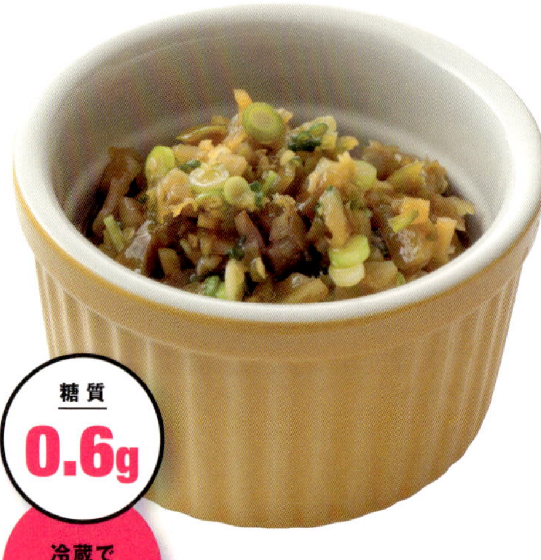

糖質 **0.6g**

冷蔵で 4〜5日間

材料（作りやすい分量量）

ザーサイ……50ｇ
小ねぎ……2本
しょうが（みじん切り）……小さじ2
A ごま油……大さじ2
　しょうゆ……小さじ2
　酢……小さじ2

作り方

1 ザーサイは粗みじん切り、小ねぎは小口切りにする。
2 ボウルに1、しょうが、Aを入れて混ぜ合わせる。

¼量　62kcal

食べ方アイデア　冷やっこにのせる、ゆで鶏にかける、焼き魚にかけるなど

油揚げのカリカリじゃこ

カルシウム不足も解消できるおかずの素。

材料（作りやすい分量）

ちりめんじゃこ……20ｇ
油揚げ……½枚
サラダ油……小さじ1
A 炒りごま（白）……大さじ1
　かつお節……小1パック（3ｇ）
　しょうゆ……小さじ1

作り方

1 油揚げは1㎝幅の細切りにする。
2 フライパンにサラダ油を弱火で熱し、ちりめんじゃこ、1を入れて全体にカリッとするまで炒める。火を止めてAを加えて混ぜる。

¼量　50kcal

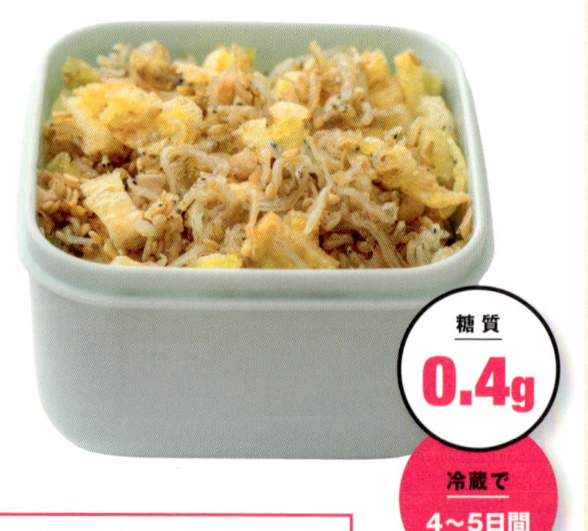

糖質 **0.4g**

冷蔵で 4〜5日間

食べ方アイデア　冷やっこにのせる、大根や水菜のサラダにのせるなど

明太子クリームチーズディップ

ヨーグルトの酸味でさわやかさをプラス。

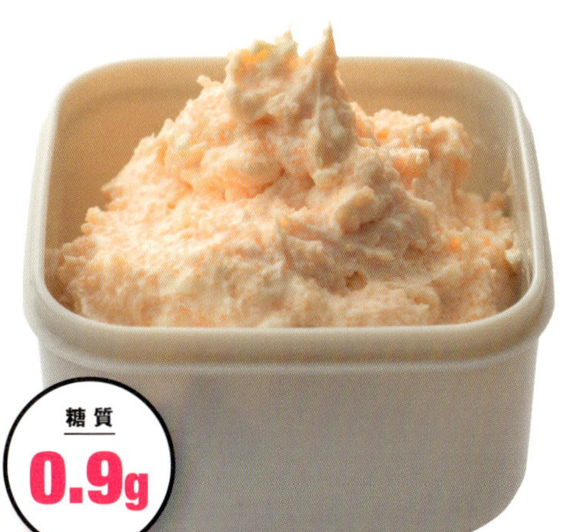

糖質
0.9g

冷蔵で
4日間

材料（作りやすい分量）

クリームチーズ……100g
辛子明太子……⅔〜1腹
プレーンヨーグルト……小さじ1

作り方

1 クリームチーズは室温においてもどし、ボウルに入れてゴムべらでやわらかくなるまで練る。
2 明太子は薄皮を除いて1に加え、プレーンヨーグルトも加えてよく混ぜ合わせる。

¼量 100kcal

食べ方アイデア ｜ 生野菜や温野菜につける、のりにつけて食べるなど

エスニックキーマカレー

ココナッツミルクのまろやかなコクが絶品！

材料（作りやすい分量）

合いびき肉……200g
玉ねぎ……½個
にんじん……4㎝
サラダ油……小さじ1
A ｜ カレー粉……大さじ1
　｜ ナンプラー……大さじ1
　｜ ココナッツミルク……120㎖
塩……少々

作り方

1 にんじんと玉ねぎはみじん切りにする。
2 フライパンにサラダ油を熱し、ひき肉、1を入れて炒める。肉の色が変わり、全体に火が通ったらAを加えて炒め合わせる。塩で味をととのえて火を止める。

¼量 134kcal

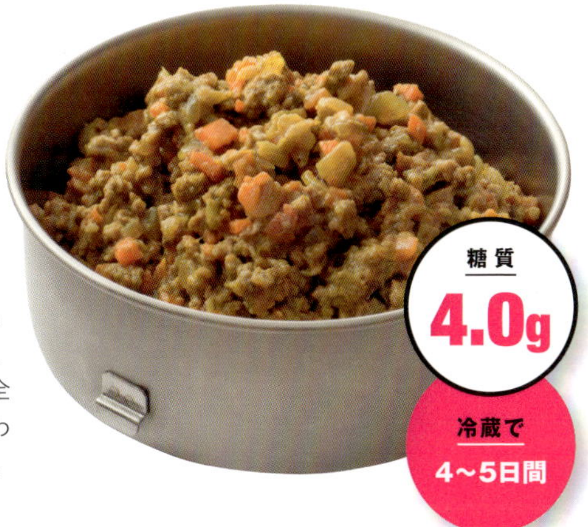

糖質
4.0g

冷蔵で
4〜5日間

食べ方アイデア ｜ レタスで巻いて食べる、オムレツの具にするなど

糖質量もわかる！
素材別さくいん

●肉・肉加工品

牛肉
牛肉の赤ワイン煮 3.7g …… 42
野菜の牛肉巻き 6.8g …… 44
牛肉とこんにゃくの塩煮 2.6g …… 45
焼き肉の漬け込み風 3.3g …… 46
肉豆腐 7.7g …… 47
チャプチェ風しらたき炒め 4.9g …… 104

鶏肉
鶏肉のからあげ香味ねぎだれ 2.9g …… 30
鶏肉の粒マスタードクリーム煮 4.8g … 32
タンドリーチキン 2.4g …… 33
鶏肉の八幡巻き風 3.9g …… 34
ゆで鶏 0g …… 35
鶏肉とピーマンのカチャトーラ風 5.9g 36
鶏肉の照り焼き風 2.5g …… 38
手羽先と大根のさっぱり煮 6.2g …… 39
鶏手羽元のポトフ 5.8g …… 40
いり鶏風 7.3g …… 41
キャベツとチキンのマヨカレー風味サラダ 2.7g … 80

豚肉
卵入り煮豚 2.9g …… 22
豚肉のバターしょうゆ焼き 2.4g …… 24
豚しゃぶのごまだれあえ 2.1g …… 25
豚スペアリブのグリル 4.3g …… 26
豚肉のジンジャーソースソテー 2.8g … 28
豚の角煮 2.7g …… 29

ひき肉
煮込みミニハンバーグ 7.1g …… 48
ロールキャベツのクリーム煮 5.7g …… 50
しそ入りつくね 5.6g …… 52
中華風ミートボール 7.0g …… 53
しいたけシュウマイ 4.8g …… 54
ヤムウンセン風サラダ 3.1g …… 81
大根の煮物 肉みそのせ 4.4g …… 98
かぶのそぼろ煮 7.4g …… 100
なすとひき肉のはさみ揚げ 5.7g …… 106
豆腐ハンバーグ 4.2g …… 110
厚揚げの麻婆豆腐風 5.0g …… 111
いり豆腐 5.5g …… 112
大豆のチリコンカン風 6.3g …… 114
具だくさんスパニッシュオムレツ 1.7g …… 122
肉ねぎみそ 2.4g …… 123
エスニックキーマカレー 4.0g …… 125

粗びきウインナー
ひよこ豆のカレー風味サラダ 8.6g … 115

ソーセージ
ザワークラウト風 6.3g …… 101

ハム・生ハム
キャベツのコールスローサラダ 2.1g … 76
アスパラとスナップえんどうのパルメザンチーズサラダ 3.3g … 82
白菜と大根の白いスープ 4.7g …… 103
おからのポテサラ風 2.7g …… 109

ベーコン
ロールキャベツのクリーム煮 5.7g …… 50
野菜のクリーム煮 6.6g …… 97
カリフラワーのカレー風味煮 2.4g …… 99
手間なしキッシュ 2.5g …… 120

●魚介・魚加工品・海藻類

青のり
卵とキャベツのお好み焼き風 3.1g … 121

あじ
あじの揚げびたし 8.5g …… 64

いか
シーフードマリネ 3.5g …… 72

いわし
いわしのしょうが煮 8.5g …… 66

えび
えびマヨ風炒め 3.0g …… 70
えびとマッシュルームのアヒージョ 1.0g …… 71

海藻ミックス
海藻ツナサラダ 2.4g …… 74

かじきまぐろ
かじきのみそマヨ焼き 3.5g …… 60
かじきのココナッツカレー煮 3.2g …… 61

辛子明太子
アスパラとしらたきの明太マヨサラダ 1.6g …… 76
明太子のクリームチーズディップ 0.9g …… 125

桜えび
ヤムウンセン風サラダ 3.1g …… 81
ゴーヤと桜えびの塩昆布あえ 1.4g …… 90
卵とキャベツのお好み焼き風 3.1g … 121

鮭
鮭とせん切り野菜の白ワイン蒸し
ゆで卵マヨソース添え 4.9g …… 56
鮭とエリンギの南蛮漬け 6.9g …… 58

さば
焼きさばのレモン風味マリネ 5.6g …… 59

さんま
さんまの梅煮 4.0g …… 67

塩昆布
キャベツの塩昆布漬け 1.1g …… 88

しらす
ブロッコリーのしらすあえ 0.5g …… 95

スモークサーモン
せん切り玉ねぎとスモークサーモンのマリネ 5.0g … 79
大根とスモークサーモンのミルフィーユ 2.3g … 87

たい
たいのハーブ焼き 1.0g …… 65

たこ
シーフードマリネ 3.5g …… 72
たことわかめの酢の物 1.3g …… 73

ちりめんじゃこ
油揚げのカリカリじゃこ 0.4g …… 124

ツナ缶
ツナアボカドサラダ 1.5g …… 73
海藻ツナサラダ 2.4g …… 74

ひじき
豆腐とひじき、野菜のコロコロサラダ 3.2g …… 108

ぶり
ぶりの漬け焼き 2.7g …… 62
ぶりとねぎの中華風炒め 4.7g …… 63

ほたて・ほたて水煮缶
しいたけシュウマイ 4.8g …… 54
ほたてと焼き野菜のマリネ 6.9g …… 68

めかぶ
オクラとめかぶのとろとろ和風サラダ 0.9g …… 85

わかめ
たことわかめの酢の物 1.3g …… 73

●大豆製品・豆類・卵

厚揚げ
いり鶏風 7.3g …… 41
厚揚げの麻婆豆腐風 5.0g …… 111

油揚げ
小松菜と油揚げのごまあえ 1.3g …… 90
油揚げの卵入り宝煮 3.8g …… 117
油揚げのカリカリじゃこ 0.4g …… 124

うずら卵
うずら卵の塩麹漬け 3.4g …… 118

枝豆
豆腐とひじき、野菜のコロコロサラダ 3.2g …… 108
ひたし豆 4.1g …… 116

おから
煮込みミニハンバーグ 7.1g …… 48
しそ入りつくね 5.6g …… 52
おからのポテサラ風 2.7g …… 109

がんもどき
がんもどきの含め煮 2.8g …… 113

きなこ
鶏肉のからあげ香味ねぎだれ 2.9g …… 30

大豆水煮
大豆のチリコンカン風 6.3g …… 114

卵
卵入り煮豚 2.9g …… 22
煮込みミニハンバーグ 7.1g …… 48
ロールキャベツのクリーム煮 5.7g …… 50
しそ入りつくね 5.6g …… 52
中華風ミートボール 7.0 g …… 53
えびマヨ風炒め 3.0g …… 70
ヤムウンセン風サラダ 3.1g …… 81
いり豆腐 5.5g …… 112
油揚げの卵入り宝煮 3.8g …… 117
味玉 3.0g …… 118
手間なしキッシュ 2.5g …… 120
卵とキャベツのお好み焼き風 3.1g … 121
具だくさんスパニッシュオムレツ 1.7g … 122

豆腐
野菜ときのこの白あえ 2.7g …… 90
豆腐とひじき、野菜のコロコロサラダ 3.2g …… 108
豆腐ハンバーグ 4.2g …… 110
いり豆腐 5.5g …… 112

ひよこ豆水煮
ひよこ豆のカレー風味サラダ 8.6g … 115

焼き豆腐
肉豆腐 7.7g …… 47

●野菜・きのこ類・こんにゃく・野菜加工品

青じそ
しそ入りつくね 5.6g …… 52
ほたてと焼き野菜のマリネ 6.9g …… 68
ミニトマトと香味野菜のマリネ 3.3g … 84
なすとひき肉のはさみ揚げ 5.7g …… 106
豆腐ハンバーグ 4.2g …… 110

アスパラガス
豚肉のバターしょうゆ焼き 2.4g …… 24
ほたてと焼き野菜のマリネ 6.9g …… 68
アスパラとしらたきの明太マヨサラダ 1.6g … 76
アスパラとスナップえんどうのパルメザンチーズサラダ 3.3g … 82
アスパラガスのカッテージチーズあえ 1.1g …… 95

エリンギ
鮭とエリンギの南蛮漬け 6.9g …… 58
ミックスきのこのマリネ 1.4g …… 86

オクラ
オクラとめかぶのとろとろ和風サラダ 0.9g …… 85

かぶ
ほたてと焼き野菜のマリネ 6.9g …… 68
かぶときゅうりの塩麹漬け 3.4g …… 89
かぶのそぼろ煮 7.4g …… 100

カリフラワー
カリフラワーのカレー風味煮 2.4g …… 99

絹さや
いり豆腐 5.5g …… 112

キャベツ
鶏手羽元のポトフ 5.8g …… 40
ロールキャベツのクリーム煮 5.7g …… 50
キャベツのコールスローサラダ 2.1g … 76
キャベツとチキンのマヨカレー風味サラダ 2.7g … 80
キャベツの塩昆布漬け 1.1g …… 88
野菜のクリーム煮 6.6g …… 97
ザワークラウト風 6.3g …… 101
卵とキャベツのお好み焼き風 3.1g … 121

きゅうり
たことわかめの酢の物 1.3g …… 73
海藻ツナサラダ 2.4g …… 74
ヤムウンセン風サラダ 3.1g …… 81
かぶときゅうりの塩麹漬け 3.4g …… 89
おからのポテサラ風 2.7g …… 109

切り干し大根
切り干し大根と三つ葉、錦糸卵のごま酢あえ 5.1g …… 94

ゴーヤ
ゴーヤと桜えびの塩昆布あえ 1.4g …… 90

小ねぎ
焼き肉の漬け込み風 3.3g …… 46
ミニトマトと香味野菜のマリネ 3.3g … 84
なすの揚げびたし 4.4g …… 105
中華風ザーサイねぎだれ 0.6g …… 124

ごぼう
いり鶏風 7.3g …… 41
きんぴらごぼう 5.7g …… 105

小松菜
小松菜と油揚げのごまあえ 1.3g …… 90

こんにゃく
いり鶏風 7.3g …… 41
牛肉とこんにゃくの塩煮 2.6g …… 45

さやいんげん
いり鶏風 7.3g …… 41
野菜の牛肉巻き 6.8g …… 44
肉豆腐 7.7g …… 47

紅しょうが
卵とキャベツのお好み焼き風　3.1g … 121
ほうれん草
鶏肉の八幡巻き風　3.9g … 34
ほうれん草のポタージュ　6.7g … 102
カラフルナムル　1.4g … 92
まいたけ
ミックスきのこのマリネ　1.4g … 86
マッシュルーム
鶏肉とピーマンのカチャトーラ風　5.9g … 36
えびとマッシュルームのアヒージョ　1.0g … 71
ミックスきのこのマリネ　1.4g … 86
三つ葉
切り干し大根と三つ葉、錦糸卵のごま酢あえ　5.1g … 94
ミニトマト
海藻ツナサラダ　2.4g … 74
ミニトマトとモッツァレラチーズのカプレーゼマリネ　3.0g … 78
ミニトマトと香味野菜のマリネ　3.3g … 84
ミニトマトとみょうがのピクルス　5.1g … 88
チンゲン菜の中華あえ　2.4g … 93
みょうが
ミニトマトと香味野菜のマリネ　3.3g … 84
ミニトマトとみょうがのピクルス　5.1g … 88

●果物
アボカド
ツナアボカドサラダ　1.5g … 73
レモン
豚しゃぶのごまだれあえ　2.1g … 25
焼きさばのレモン風味マリネ　5.6g … 59

●乳製品
カッテージチーズ
アスパラガスのカッテージチーズあえ　1.1g … 95
牛乳
鶏肉の粒マスタードクリーム煮　4.8g … 32
野菜のクリーム煮　6.6g … 97
ほうれん草のポタージュ　6.7g … 102
クリームチーズ
明太子のクリームチーズディップ　0.9g … 125
溶けるチーズ
手間なしキッシュ　2.5g … 120
生クリーム
鶏肉の粒マスタードクリーム煮　4.8g … 32
煮込みミニハンバーグ　7.1g … 48
手間なしキッシュ　2.5g … 120
パルメザンチーズ
アスパラとスナップえんどうのパルメザンチーズサラダ　3.3g … 82
プレーンヨーグルト
タンドリーチキン　2.4g … 33
おからのポテサラ風　2.7g … 109
明太子のクリームチーズディップ　0.9g … 125
プロセスチーズ
豆腐とひじき、野菜のコロコロサラダ　3.2g … 108
モッツァレラチーズ
ミニトマトとモッツァレラチーズのカプレーゼマリネ　3.0g … 78

●その他
アーモンド
キャロットラペ　6.5g … 76
梅干し
さんまの梅煮　4.0g … 67
オリーブ
鶏肉とピーマンのカチャトーラ風　5.9g … 36
焼きパプリカとオリーブのマリネ　5.2g … 83
ココナッツミルク
かじきのココナッツカレー煮　3.2g … 61
エスニックキーマカレー　4.0g … 125
ザーサイ
チンゲン菜の中華あえ　2.4g … 93
中華風ザーサイねぎだれ　0.6g … 124

なすとひき肉のはさみ揚げ　5.7g … 106
おからのポテサラ風　2.7g … 109
豆腐ハンバーグ　4.2g … 110
大豆のチリコンカン風　6.3g … 114
ひよこ豆のカレー風味サラダ　8.6g … 115
エスニックキーマカレー　4.0g … 125
チンゲン菜
チンゲン菜の中華あえ　2.4g … 93
トマト・トマト水煮缶
鶏肉とピーマンのカチャトーラ風　5.9g … 36
牛肉の赤ワイン煮　3.7g … 42
煮込みミニハンバーグ　7.1g … 48
キャベツとチキンのマヨカレー風味サラダ　2.7g … 80
ラタトゥイユ風煮込み　8.8g … 96
大豆のチリコンカン風　6.3g … 114
長ねぎ
鶏肉のからあげ香味ねぎだれ　2.9g … 30
牛肉とこんにゃくの塩煮　2.6g … 45
ぶりとねぎの中華風炒め　4.7g … 63
白菜と大根の白いスープ　4.7g … 103
チャプチェ風しらたき炒め　4.9g … 104
切り干し大根と三つ葉、錦糸卵のごま酢あえ　5.1g … 94
野菜のクリーム煮　6.6g … 97
油揚げの卵入り宝煮　3.8g … 117
エスニックキーマカレー　4.0g … 125
にんにく
豚肉のバターしょうゆ焼き　2.4g … 24
鶏肉とピーマンのカチャトーラ風　5.9g … 36
牛肉とこんにゃくの塩煮　2.6g … 45
えびマヨ風炒め　3.0g … 70
えびとマッシュルームのアヒージョ　1.0g … 71
ラタトゥイユ風煮込み　8.8g … 96
白菜
白菜のおひたし　1.7g … 93
白菜と大根の白いスープ　4.7g … 103
パセリ
えびとマッシュルームのアヒージョ　1.0g … 71
パプリカ
パプリカとセロリのピクルス　5.5g … 89
ラタトゥイユ風煮込み　8.8g … 96
チャプチェ風しらたき炒め　4.9g … 104
豆腐とひじき、野菜のコロコロサラダ　3.2g … 108
具だくさんスパニッシュオムレツ　1.7g … 122
ピーマン
鶏肉とピーマンのカチャトーラ風　5.9g … 36
チャプチェ風しらたき炒め　4.9g … 104
ひよこ豆のカレー風味サラダ　8.6g … 115
ブロッコリー
鶏手羽元のポトフ　5.8g … 40
ブロッコリーのしらすあえ　0.5g … 95
野菜のクリーム煮　6.6g … 97
具だくさんスパニッシュオムレツ　1.7g … 122

かじきのココナッツカレー煮　3.2g … 61
野菜ときのこの白あえ　2.7g … 90
しいたけ・干ししいたけ
しいたけシュウマイ　4.8g … 54
野菜ときのこの白あえ　2.7g … 90
いり豆腐　5.5g … 112
しし唐辛子
焼き肉の漬け込み風　3.3g … 46
しめじ
ミックスきのこのマリネ　1.4g … 86
じゃがいも
ほうれん草のポタージュ　6.7g … 102
香菜
ヤムウンセン風サラダ　3.1g … 81
しょうが
豚肉のジンジャーソースソテー　2.8g … 28
ミニトマトと香味野菜のマリネ　3.3g … 84
なすの揚げびたし　4.4g … 105
しらたき
アスパラとしらたきの明太マヨサラダ　1.6g … 51
ヤムウンセン風サラダ　3.1g … 81
チャプチェ風しらたき炒め　4.9g … 104
スナップえんどう
アスパラとスナップえんどうのパルメザンチーズサラダ　3.3g … 82
手間なしキッシュ　2.5g … 120
セロリ
鶏手羽元のポトフ　5.8g … 40
鮭とせん切り野菜の白ワイン蒸し
ゆで卵マヨソース添え　4.9g … 56
あじの揚げびたし　8.5g … 64
シーフードマリネ　3.5g … 72
ヤムウンセン風サラダ　3.1g … 81
パプリカとセロリのピクルス　5.5g … 89
ズッキーニ
ラタトゥイユ風煮込み　8.8g … 96
大根
手羽先と大根のさっぱり煮　6.2g … 39
いり鶏風　7.3g … 41
大根とスモークサーモンのミルフィーユ　2.3g … 87
大根の煮物　肉みそのせ　4.4g … 98
白菜と大根の白いスープ　4.7g … 103
豆腐ハンバーグ　4.2g … 110
大豆もやし
カラフルナムル　1.4g … 92
玉ねぎ・紫玉ねぎ
鶏肉の粒マスタードクリーム煮　4.8g … 32
しいたけシュウマイ　4.8g … 54
鮭とせん切り野菜の白ワイン蒸し
ゆで卵マヨソース添え　4.9g … 56
鮭とエリンギの南蛮漬け　6.9g … 58
かじきのココナッツカレー煮　3.2g … 61
あじの揚げびたし　8.5g … 64
シーフードマリネ　3.5g … 72
せん切り玉ねぎとスモークサーモンのマリネ　5.0g … 79
ヤムウンセン風サラダ　3.1g … 81
ラタトゥイユ風煮込み　8.8g … 96

著者紹介
牧田善二（まきた・ぜんじ）

糖尿病専門医。
1979年、北海道大学医学部卒業。ニューヨークのロックフェラー大学医生化学講座などで、糖尿病合併症の原因として注目されているＡＧＥの研究を約５年間行う。1996年より北海道大学医学部講師。2000年より久留米大学医学部教授。2003年より、糖尿病をはじめとする生活習慣病、肥満治療のための「ＡＧＥ牧田クリニック」を東京・銀座で開業し、延べ10万人以上の患者を診ている。『糖質オフスムージー』『糖質オフのやせるスープ』『糖質量ハンドブック』（新星出版社）、『糖尿病専門医にまかせなさい』（文春文庫）、『糖質オフ！でやせるレシピ』（成美堂出版）など著書・監修書多数。
ＡＧＥ牧田クリニック
http://www.ageclinic.com/

レシピ考案・料理製作
阪下千恵（さかした・ちえ）

料理研究家・栄養士。
獨協大学外国語学部フランス語学科卒業。淑徳短期大学食物栄養学科卒業。食べる人にも作る人にもやさしい料理を心がけ、ていねいでわかりやすいレシピとほっとする味わいが好評。現在は書籍、雑誌、企業販促用レシピの開発などで活躍中。『はじめてママもこれならできる 園児のかわいいおべんとう』『とっておきのお持ちよりレシピ』『何度も作りたくなる 決定版お持ちよりレシピ』（新星出版社）、『かわいい子どものおべんとう』（朝日新聞出版）、『忙しいママでもラクラク作れる子どもが喜ぶお弁当』（辰巳出版）など著書多数。夫と2人の女の子（2004年、2009年生）の4人家族。
オフィシャルブログ：http://lineblog.me/chie/

>>> staff

アートディレクション・本文デザイン
小椋由佳

撮影
尾田学

スタイリング
宮澤由香

調理アシスタント
佐藤香織

漫画・イラスト
本山浩子

栄養価計算
大越郷子

構成・編集・文
倉橋利江

たっぷり食べてOK！　糖質オフのやせる作りおき

著　者　牧　田　善　二
発行者　富　永　靖　弘
印刷所　慶昌堂印刷株式会社

発行所　東京都台東区 台東２丁目24　株式会社 新星出版社
〒110-0016　☎03(3831)0743

ISBN978-4-405-09319-5